湖南省创新型省份建设专项科普专题项目

QUANMIN DAJIANKANG 全民大健康 —— 家庭中医护理攻略

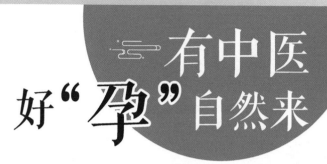

有中医 好"孕"自然来

—— 孕产妇家庭中医护理

YOU ZHONGYI
HAO"YUN" ZIRAN LAI
YUNCHANFU JIATING ZHONGYI HULI

丛书主编 罗尧岳

主编 蒋谷芬

U0344286

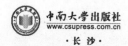

中南大学出版社
www.csupress.com.cn
·长沙·

形神共养

康寿并存

熊继柏 二〇二二年首一日题

编 委 会

◇ **丛书主编**

罗尧岳(湖南中医药大学)

◇ **主 编**

蒋谷芬(湖南中医药大学第二附属医院)

◇ **副主编**

朱诗林(湖南中医药大学第二附属医院)

曾碧君(湖南中医药大学第二附属医院)

高 娟(湖南中医药大学第二附属医院)

◇ **编 委**(按姓氏音序排列)

陈 芳(湖南中医药大学第二附属医院)

戴想荣(湖南中医药大学第二附属医院)

何 花(湖南中医药大学第二附属医院)

贺 冰(湖南中医药大学第二附属医院)

蒋 静(湖南中医药大学第二附属医院)

蒋美玉(湖南中医药大学第二附属医院)

彭美瑶(湖南中医药大学第二附属医院)

荣思宇(中南大学)

苏香华(湖南中医药大学第二附属医院)

谭 磊(湖南中医药大学第二附属医院)

田小华(湖南中医药大学第二附属医院)
王希蕊(湖南中医药大学第二附属医院)
钟欣怡(湖南中医药大学第二附属医院)

◇ 绘　图
何　林(湖南中医药大学)
谢宇雯(湖南中医药大学第二附属医院)

丛书序 *Preface*

　　中医药是中国古代科学的瑰宝，也是打开中华文明宝库的钥匙。习近平同志殷殷嘱托，"切实把中医药这一祖先留给我们的宝贵财富继承好、发展好、利用好"。国家中医药管理局、中央宣传部、教育部、国家卫生健康委、国家广电总局共同制定的《中医药文化传播行动实施方案（2021—2025 年）》明确指出，"到2025 年，中医药对中华文化传承发展的贡献度明显提高，作为中华文明瑰宝和钥匙的代表意义和传导功能不断彰显，成为引导群众增强民族自信与文化自信的重要支撑"。

　　家庭是社会的细胞，每个人一生中绝大多

数时间都是和家人一起度过。将中医护理应用于家庭，无论是对个人健康，还是对中医护理进一步向基层拓展，促进国家中医药事业发展，都具有十分重要的作用。因此，探寻中医药健康文化家庭普及的路径及策略，正当其时，且十分必要。家庭中医护理的目的是培养老百姓具备一定的中医药健康文化素养，在中医药基本理论指导下开展饮食、运动、睡眠、传统保健等方面的家庭自助式护理，提高人民健康水平。

为充分发挥中医药"简、便、廉、验"等特点，发挥中医护理在疾病预防、治疗、康复等方面的独特优势，促进中医护理进一步向家庭拓展，我们基于中医"治未病"的思想，按照人体生命全周期，以家庭自助式护理为核心，甄选出家庭常见健康问题、常见病症，精心编写了一套中医护理科普丛书，共6本图书：《好妈妈胜过好医生——婴幼儿家庭中医护理》《青春有"理"不迷茫——青少年家庭中医护理》《有中医好"孕"自然来——孕产妇家庭中医护理》《轻松度过更年期——家庭中医护理攻略》《中医助你过百寿——老年人家庭中医护理》《中医不是慢郎中——急救家庭中医护理》。"全民大健康——家庭中医护理攻略"的出版，是中医药文化传播的成果，也是护理工作者向《中华人民共和国中医药法》颁布5周年献上的一份礼物。

为创作兼具科学性和可读性的科普佳作，促进中医护理在家庭防病治病及康复中的推广，让读者一看就懂，懂了能用，丛书编委会严格筛选了一批常见病症，以临床案例为切入点，汇集临床常见问题并以一问一答的形式呈现，辅以精心原创的漫画、音频、视频等，尽可能将生涩的医学术语和深奥的中医理论直观、形象、有趣地表达。丛书出版将以纸质书、电子书、新媒体、微视频等相结合，通过二维码链接或配套出版发行。

普及中医养生健康生活方式，推广中医护理适宜家庭技术，促进中医药文化生活化，推动中医药文化更广泛地融入每个家庭，被更多群众认知和接受，是中医药教育者的初心和使命。探索建立中医药文化指导下的现代健康生活方式，努力实现中医药文化的创新发展，持续满足人民群众对日常保健、治病防病的需求，满足人民群众对美好生活的需求，是中医护理工作者的初心和使命。

星星之火，可以燎原。我们期待，中医护理延伸进千家万户，赋能广大人民群众健康地生活，健康地老去；我们期待，"信中医、爱中医、用中医"渐成更多人的习惯；我们期待，更多的人成为中医药文化的受益者、传播者。

是为序。

罗尧岳

2022 年 7 月于湖南中医药大学

序言 Preface

2022年初夏，我接到湖南中医药大学第二附属医院蒋谷芬副院长的电话，她要求我为其医院编写的新书《有中医好"孕"自然来——孕产妇家庭中医护理》写一篇序。我受宠若惊之余，也有些犹豫。本人才疏学浅，写作水平难登大雅之堂，怕写出来不尽如人意而为本书留下败笔。后来我微信收到了书稿，经过我仔细拜读，发现该书生动、实用、专业且通俗易懂，看得出编写人员确实非常用心，此书对孕产妇家庭中医护理有重要的指导意义。我作为一名中医药文化传播的工作者，有义务也有责任为中医药科普事业的推广做更多的事情，因此我很荣幸为该书写序。

　　几千年来，中国人对中医药有着深厚的特殊情怀。习近平同志更是明确指出："中医药学凝集着深邃的哲学智慧和中华民族几千年的健康养生理念及其实践经验，是中国古代科学的瑰宝，也是打开中华文明宝库的钥匙。"但近代以来，一些"反对中医、否定中医"的声音也使中医的形象受到了严重损害。中医药作为我国独有的医学科学，以整体观念为核心，同时强调天人合一、身心合一，从整体联系的角度、功能的角度、运动变化的角度来研究人的健康和疾病的规律，体现了中华民族文化的底蕴和思维。很多现代医学束手无策的疾病，采用中医药治疗却卓有成效。但中医起源于古代，文字深奥，难于理解，这也成为中医药发展的一大障碍。近些年，经济社会发展迅速，人们安居乐业，广大群众对中医药科普知识的需求日益增长，也出现了一些中医"伪专家"，他们著书立说，欺骗群众。这就需要真正的中医药工作者牵头，走好中医药科普之路。

　　《有中医好"孕"自然来——孕产妇家庭中医护理》一书贯彻了中医治未病和辨证论治的思想，专业知识深入浅出，读者易于学习掌握，能够解决很多困扰孕产妇的医学问题。全书共分为四章，从女性的生理秘密、妇科疾病出发，到妊娠期的常见问题，最后到产后的恢复及注意事项，环环相扣，一气呵成，全面系统地阐述了女性在孕产期面对的健康困惑以及解决方法，对于维护女性的身心健康有重要的指导意义。书中以第一人称介绍女性的生殖系统，语言生动活泼，使枯燥的医学知识不再乏善可陈，让广大女性朋友更易于接受，产生共鸣，增强了阅读的趣味性。书中也介绍了许多中医特色操作技术，如艾灸疗法、穴位按摩、五行音乐等，患者居家就能采用，具有很强的实用性和可操作性。此外，本书还列举了很多现实生活中的真实案例，比如"90后小夫妻小张和小李的不孕症"的故事，并且采用"小杏答疑""小杏支招"等方式给患者讲解，用通俗的文字解决了专业问题，使生活的案例跃然纸上，让患者开云见日。总之，该书内容实用通俗，图文并茂，表达形式灵活多样，穿插了音频、视频、微课等，阅读价值高，是一本很好的中医药科普图书。

中医药博大精深，但中医药科普事业还任重道远。中医医院作为专业的中医药科研和临床机构，肩负着重要的使命。面对鱼龙混杂的中医药科普市场，湖南中医药大学第二附属医院勇于担当，在主编蒋谷芬教授的带领下，组建了一支由该院中医护理骨干组成的团队，呕心沥血数月编写了《有中医好"孕"自然来——孕产妇家庭中医护理》一书，为阅读此书的朋友——广大孕产女性在艰难困惑的时期点亮一盏明灯，照亮人生的前景。同时，中医药应该传承，更需要大力发扬。我们期待每一位中医药工作者都能成为中医药的科普人，让广大民众都能享受到中医"简、便、廉、验"的服务，让中医药科普走进基层、走进社区、走进家庭，也祝愿阅读了此书的朋友好"孕"自然来！

中医药导报　李海洋

2022 年 6 月

前言 *Foreword*

女人一生中的幸福，除了爱情的甜蜜，工作的成功，还有一种难以言表的幸福，那就是十月怀胎，孕育新生命，这种幸福是那么地长久而真实。从知晓幸"孕"降临的那一刻起，便决定告别零食、告别熬夜，连走路也开始专心致志，这所有的辛苦背后都藏着幸福的影子。可是，如何健康、顺利地度过孕产期？每个阶段的日常护理和饮食调养又有哪些值得注意的地方？孕期出现的各种不适症状该如何预防并改善？面对这些纷繁而至的问题，你是否感到不知所措，而不得不开始做功课了呢？别着急，翻开本书，它会指导你科学、安全、轻松地度过孕产期，助您蜕变成一位成熟的母亲。

本书将为孕妈妈们讲解从孕前准备到孕期

生活再到分娩及产后恢复的整个过程的相关知识，并提供详细的中医护理指导，以轻松的形式、呵护的口吻，图文并茂地告诉准备怀孕或已经怀孕、待产或已经分娩的女性朋友，在不同时期遇到各种孕产期常见症该怎样处理，使孕妈妈能够通过科学、实用的理论来指导自己如何在孕期做更幸福妈妈，是一本集趣味性、知识性、科学性、实用性于一体的科普书。

为了帮助孕妈妈更好地适应角色，了解不同阶段的身体变化和注意事项，本书按照时间顺序进行编写。这样在整个妊娠过程中，孕妈妈可以很方便地找到自己所关注的内容，轻松解决疑惑。

目 录
Contents

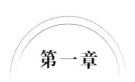

第一章

您所不知道的孕前小秘密

第一节　子宫自传

大家好，我叫子宫，我有 3 个好朋友，分别是阴道、输卵管和卵巢，我们共同组成了女性的内生殖器。

一、子宫的位置形态

我的形态很特别，呈"倒梨"形，是一个壁厚、以肌肉为主的空腔器官，整个宫腔是一个上宽下窄的倒三角形。我位于盆腔中央，前有膀胱，后有直肠，下接阴道，两侧连接输卵管。

嘿嘿，怎么样，就这位置分布，我可称得上是一个小小的"C位"呢！

一般来说，我可以分为 3 个部分，上部较宽的部分称为子宫体，子宫体上端隆突的部分称为子宫底，下部较窄呈圆柱状的部分称为子宫颈。

在这里我要告诉大家一个小秘密，我的宫体和宫颈的比例是会随着主人的年龄发生变化的，婴儿期为 1 ∶ 2，生育期为 2 ∶ 1，

1

老年期为 1：1。

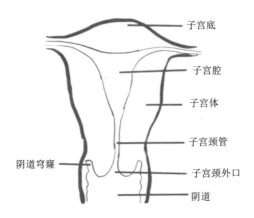

随着主人的身体慢慢发育成熟，我的大小也会有所改变。成年女性的子宫在未受孕的情况下会发育到长 7~8 厘米，宽 4~5 厘米，厚 2~3 厘米的大小，重量为 50~70 克，容量约为 5 毫升。

二、子宫的生理功能

别看我体格娇小，我的作用可不小。接下来我来给大家介绍一下我的作用。

我，是产生月经的器官，是精子前往输卵管的通道，是胚胎和胎儿发育的部位。分娩时，我的有效收缩，能够帮助胎儿和胎盘娩出。我很开心，能够见证女性的每一次蜕变；我也很幸福，能够陪伴着每一个新生命的诞生。

介绍完我的大致位置、形态结构和作用之后，我还想给大家介绍一下帮助我站稳"C 位"，不让我东倒西歪的重要装备——子宫韧带，包括圆韧带、阔韧带、主韧带、宫骶韧带，这 4 对韧带对我来说非常重要，为了奖励他们的辛苦工作，我专门制作了一张功绩表（表 1-1）。

表 1-1　子宫韧带的功能

姓名	主要功绩
圆韧带	直接维持子宫前倾位置
阔韧带	限制子宫向两侧倾斜，使子宫保持在盆腔正中位置
主韧带	固定子宫颈位置，防止子宫下垂
宫骶韧带	间接维持子宫前倾位置

总之，对女性而言，我可是非常重要的，女性朋友在日常生活中一定要好好爱护我。下面我来给大家介绍一些保养的方法吧！

三、子宫的保养

妙招一：穴位按摩

【操作方法】通过刺激穴位养护子宫，用拇指指腹顺时针按揉，手法先由轻到重，由浅到深，再由重到轻，由深到浅。每个穴位按揉 3 分钟，每日 1~2 次。常用穴位有神阙、气海、关元、三阴交、照海穴。

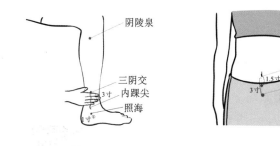

① 1 寸≈3.33 厘米。

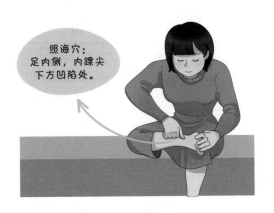

照海穴：
足内侧，内踝尖
下方凹陷处。

【功　　效】滋阴调经，保养子宫。

【注意事项】

（1）操作前应修剪指甲，避免损伤皮肤。

（2）室内空气新鲜，温度适宜，注意保暖，防止受凉。

（3）安排舒适体位，操作时用力要均匀、柔和、持久，禁用暴力。

（4）各种出血性疾病，妇女月经期，孕妇腰腹、皮肤破损及瘢痕等部位禁止按摩。

（5）饥饿或饱食之后不宜按摩，一般餐后2小时为宜；如进行腰腹部按摩，需先排空膀胱；按摩时局部如出现酸、麻、胀、痛感属正常现象，如疼痛不能忍受时应立即停止或咨询医护人员。

妙招二：艾灸疗法

【操作方法】将点燃的艾条悬于中极、次髎、地机、三阴交等穴位上进行熏灸，注意与皮肤保持2～3厘米的距离，每个穴位灸10～15分钟，直至皮肤温热发红而又不至于产生灼痛和烧伤皮肤。

艾灸疗法

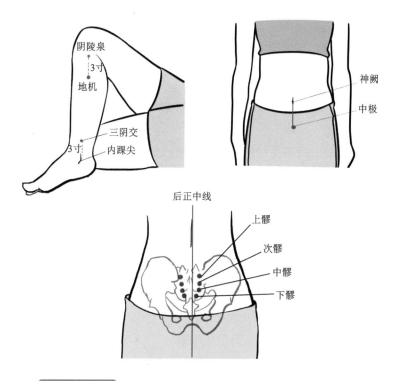

【功　　效】理气活血，通经止痛。

【注意事项】

（1）施灸部位先上后下，先灸头顶、胸背，后灸腹部、四肢。

（2）施灸时注意弹艾灰，不要随意变换体位，及时处理艾灰，防止艾灰脱落烧灼皮肤及衣被。施灸完毕后，必须把点燃的艾条彻底熄灭，熄灭后的艾条应装入玻璃小瓶，防止复燃致火灾。

（3）施灸部位皮肤出现微红、灼热感属正常现象，如灸后出现小水疱，无须处理，可自行吸收，如水疱较大，可用络合碘消毒局部皮肤，用无菌注射器抽出疱内液体，涂以甲紫(龙胆紫)溶液或烫伤油，再用无菌纱布覆盖，保持干燥，防止感染。

（4）面部、体表大血管部和关节肌腱部不宜施灸，孕妇腰骶部和腹部不宜施灸。若出现咽干、口苦、口舌生疮、便秘等症状需停用此法。皮肤感觉迟钝者，勿灸过量，以避免烧伤。

第二节　输卵管的传奇

大家好，我是女性内生殖器的组成部分之一，我的名字叫输卵管。顾名思义，我是精子与卵子相遇受精的部位，有向宫腔输送受精卵的作用。

一、输卵管的位置形态

我身材苗条，凹凸有致，是一对细长弯曲的肌性管道，左右各一，位于子宫阔韧带上缘内，内侧与子宫角相连，外端游离呈伞状，与卵巢相近，全长 8～14 厘米。大家可不要小瞧了我这身段，精子先生和卵子小姐可是在我的地盘形成受精卵的，下图是我的自画像，大家可以好好欣赏欣赏。

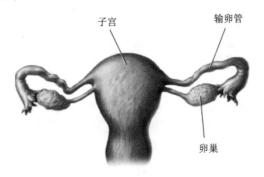

子宫　　输卵管　　卵巢

二、输卵管的结构生理功能

我跟子宫一样，在结构和功能上也可以分为几个部分，从内到外分别是间质部、峡部、壶腹部和伞部，他们都各有各的特点（表1-2）。

表1-2　输卵管的结构功能

部位	功能特点
间质部	潜行于子宫壁内的部分，长度约为1厘米，管腔狭窄
峡部	在间质部的外侧，长度为2~3厘米，直而细，管腔较窄
壶腹部	在峡部外侧，长度为5~8厘米，管腔宽大，受精常发生于此
伞部	输卵管的末端，长度为1~1.5厘米，开口于腹腔，管口有许多指状突起，有"拾卵"作用

在组织结构上，我的管壁从内到外由黏膜层、肌层和浆膜层3层结构组成。简单来说，我的作用包括3个方面。

（1）输送卵子：成熟卵子从卵巢排出后，经输卵管伞端的"拾卵"作用，进入输卵管，停留在壶腹部，等待受精。

（2）受精场所：精子和卵子在输卵管壶腹部相遇后形成受精卵，受精后，受精卵借助输卵管蠕动和输卵管上皮纤毛推动，向子宫腔移动。

（3）提供营养，防止病原菌入侵：输卵管液对卵子和发育中的胚泡有营养作用，还能防止病原菌从输卵管进入腹腔。

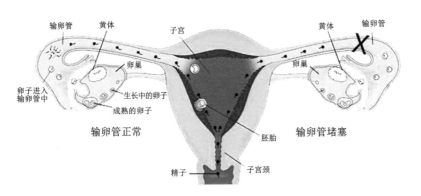

许多原因都可能导致我堵塞，进而影响我的正常生理功能，其中感染、炎症和粘连是比较常见的原因。如果我的管腔发生堵塞，主人会出现受孕困难，这时主人可以去医院进行输卵管造影检查。

另外，女性朋友们千万不要疏忽我的炎症！输卵管炎症是输卵管妊娠也就是人们常说的宫外孕的主要原因。在正常情况下，受精卵借助输卵管蠕动和输卵管上皮纤毛推动游向子宫腔内。而当输卵管有炎症时，黏膜皱褶出现粘连，管腔变窄，上皮纤毛推动功能受损，从而导致受精卵在输卵管内着床，造成输卵管妊娠，严重者还会因为输卵管妊娠破裂而出现出血性休克，危及生命。

三、输卵管的保养

输卵管出现问题，危害挺大，那如何保养好我们的输卵管，避免危险的发生呢？这主要靠我们在平常的生活中多注意，养成良好的生活习惯。

（1）注重生殖系统的卫生，平时要养成良好的卫生习惯，每日清洗会阴部，尤其是经期和产后，要勤换内裤和卫生巾，降低感染风险。

（2）安全性行为：经期，孕期的前后3个月，产褥期，月经干净2日内避免性生活；注意性生活卫生，性生活过程中避免不洁器具的使用，性生活前后清洗会阴部；避免不良性行为，如多个性伴侣、16岁以前初次性生活、性生活频繁等。

（3）及时治疗下生殖道感染：女性发生下生殖道（外阴、阴道、宫颈）炎症或流产后感染，要及时彻底治疗，避免病原体上行，导致严重后果。

（4）定期体检：定期进行妇科检查，防患于未然。

第三节　卵巢的告白

大家好，我是卵巢，也是女性内生殖器的组成部分之一。我和输卵管并称为子宫附件，跟输卵管一样，左右各一，共 1 对，是产生与排出卵子、分泌性激素的性腺器官。

一、卵巢的位置和形态

位置：我在输卵管后下方，外侧以韧带连于骨盆壁，内侧通过韧带与子宫角相接。

形态：成年女性身体里的我呈扁椭圆形，大小约为 4 厘米×3 厘米×1 厘米，重量为 5~6 克，颜色为灰白色。

女性青春期前，我的表面很光滑；女性进入青春期后，我的表面就会逐渐变得凹凸不平，这是青春期女性卵巢会排卵，而卵子会破开我表面的表层黏膜排出，排卵后卵泡壁塌陷所致。当女性绝经后，我就会慢慢萎缩，变小、变硬。

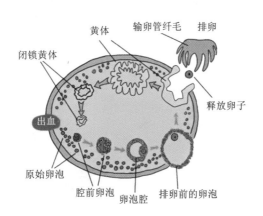

黄体
输卵管纤毛　排卵
闭锁黄体
释放卵子
出血
原始卵泡
腔前卵泡　卵泡腔　排卵前的卵泡

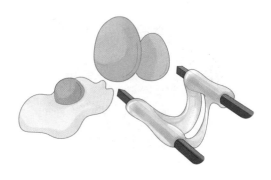

二、卵巢的生理功能

1. 排卵功能

女性每个月都会有专门的"排卵日"，在排卵日期间，卵子排出，可以与精子结合孕育新生命。排卵日可以通过科学的方法推算出来，找准排卵日，受孕率将大大提高。

下面介绍 5 种找准排卵日的方法：

（1）排卵试纸检测：排卵试纸通过检测女性的黄体生成素的峰值水平来预知是否排卵，如试纸上出现两条有色带，且检测线的显色等于或深于对照线的显色，则表示将在 1~2 日内排卵。

（2）根据月经周期推算：月经规律者，从月经来潮的第 1 日算起，第 14 日左右就是排卵期；月经不规律者，排卵期在下次月经来潮前的第 14 日左右。

（3）观察白带：阴道分泌物增多，白带清亮、润滑，富有黏性，如同鸡蛋清状，宫颈黏液拉丝度长且不易拉断的那一天为排卵日。

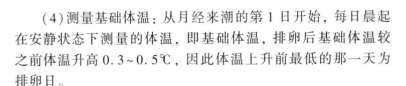

（4）测量基础体温：从月经来潮的第 1 日开始，每日晨起在安静状态下测量的体温，即基础体温，排卵后基础体温较之前体温升高 0.3～0.5℃，因此体温上升前最低的那一天为排卵日。

（5）B超监测：B超监测是最为准确的、监测排卵期的方法，尤其适用于月经不规律者。

在这里，我还想给大家介绍一下"黄体"。谈到"黄体"，很多人都不陌生，因为不孕有它，月经不好有它，流产有它，腹痛也有它……

那么，"黄体"究竟是什么？今天我们一起来揭开它的神秘面纱。

排卵后残留的卵泡壁塌陷，卵泡膜的结缔组织、毛细血管等伸入颗粒层，在黄体生成素（LH）的作用下演变成体积较大，富含毛细血管并具有内分泌功能的细胞团，新鲜时呈黄色，称黄体。

黄体存在时间与排出的卵子受精与否密切相关。若卵子未受精，黄体仅维持 2 周即萎缩，被结缔组织所代替，即白体；若卵子受精成功并开始妊娠，黄体转变为妊娠黄体，至妊娠 3 个月末退化。黄体分泌黄体酮，黄体酮是一种天然孕激素，为维持妊娠所必需。

剧烈运动或者性生活动作幅度过大，容易造成黄体破裂，它是妇科常见的急腹症。所以，月经来潮前 1 周内最好不要进行剧烈运动，性生活也要动作轻缓；若运动或性生活后下腹疼痛，应立即停止、就地休息并及时就医。值得注意的是，女性不要过度减肥，因为身体消瘦的女性更加容易发生黄体破裂。

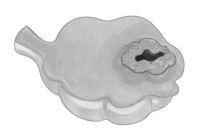

如果把卵巢打开，看见了新鲜的细胞团，那就是黄体……

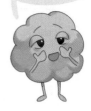

其实我很"娇气"，也容易破碎

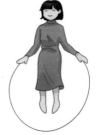

剧烈运动

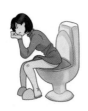

腹内压增高

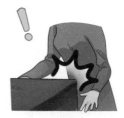

外力撞击

2. 内分泌功能

我是性腺器官，主要分泌雌激素、孕激素及少量雄激素。雌激素促使和维持女性的第二性征发育成熟；孕激素在妊娠期抑制子宫收缩，为胚胎和胎儿在宫内发育提供稳定环境。

我会和女性一起迎接生命中最好的年纪，像花儿一样绽放，也会和她们一起接受岁月的安排，在时光中优雅地老去。我们无法阻止岁月的流逝，但是我们能让其带来的改变来得慢一些，再慢一些。这里有一些中医居家护理的方法推荐给大家。

三、卵巢的保养

妙招：艾灸疗法

【操作方法】将点燃的艾条悬于穴位上进行温和灸，与皮肤保持2~3厘米的距离，每个穴位灸10~15分钟，直至皮肤温热、发红，而又不至于产生灼痛感和烧伤皮肤。每日灸1次，5~7日为1个疗程。取穴：然谷、肾俞、太溪、关元、三阴交、阴陵泉、气海等穴位。将穴位分组交替灸，第1日可选然谷、三阴交、太溪穴；第2日可选气海、关元、阴陵泉、肾俞穴。

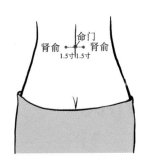

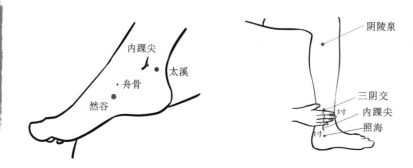

【功　　效】活血通经，疏肝补肾，健脾利湿。

第四节　月经的奥秘

如果一个女生每个月都会有几天出现肚子疼痛、腹泻、腰酸、乏力，那她大概是在经历痛经的折磨了。痛经这么可恶，为什么每个月还得来那么一回呢？接下来，让我们一起开启探索月经之旅吧。

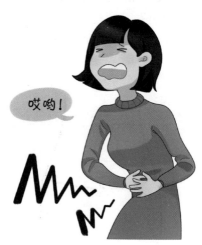

哎哟！

一、月经的概述

"月经"是医学专有名词，民间对这一生理现象的称呼五花八门，有通俗地喊"大姨妈"的，有亲切地叫"老朋友"的，还有文绉绉地称"月事"或"信事"的……无论称呼如何，月经都是女性特有的生理现象，也是女性生殖器官发育成熟的标志，是子宫和卵巢具有功能的表现，提示女性有自然生育的能力。从第一次初潮开始，女性一生中会经历 400 多次月经周期。初潮年龄多在13~14 岁之间，但可能早在 11 岁或迟至 16 岁。16 岁以后月经还没来，那就需要引起重视了。月经初潮时间主要受母亲的遗传因素控制，当然，其他因素如营养、体重、环境等亦起着重要作用。

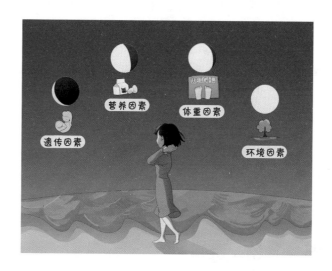

二、月经产生的缘由

女性为什么会出现月经呢？这还得从子宫和卵巢的功能说起。正常女性一生全部的卵细胞在胎儿期就已生成，有几十万个始基卵泡。在女性生长发育过程中，多数始基卵泡夭折，仅有少数卵泡能够幸存到青春期。为了给受精卵营造良好的着床环境，雌激素在每个月经周期都会勤勤恳恳地给子宫内膜铺上一层又一层被子，如果排出的卵子能够得到精子的求爱并受孕形成受精卵，就会继续发育成胚胎、胎儿，直到分娩；如果卵子没有受孕，黄体就开始萎缩，孕激素和雌激素的分泌也迅速减少，子宫内膜突然失去这两种激素的支持，血管就会收缩，导致子宫内膜萎缩、坏死而脱落，引起出血。血液与脱落的子宫内膜自阴道排出，就是我们所说的"月经"。经血颜色一般呈暗红色。经量为一次月经的总失血量，正常月经量为 20~60 毫升，超过 80 毫升就是月经量过多。

月经血中含有前列腺素及来自子宫内膜的大量纤维蛋白溶酶。前列腺素是排出子宫内膜碎片的重要推动力，为了将子宫内膜全部挤出体外，前列腺素会促进子宫平滑肌收缩，这也是痛经的"罪魁祸首"。由于纤溶酶对纤维蛋白的溶解作用，所以月经血一般不会凝固，但如果月经过多，则月经血也会形成血块。

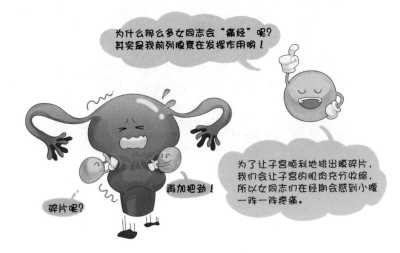

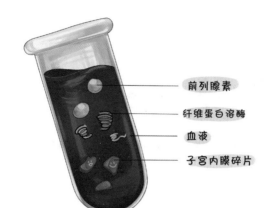

前列腺素

纤维蛋白溶酶

血液

子宫内膜碎片

三、月经的周期和表现

从自然生理角度来看，月经是受孕失败的结果，是成熟卵子小姐被精子先生放了鸽子的表现。然而，为了种族的繁衍，卵巢和子宫非常执着，即使屡败，子宫内膜也总是未雨绸缪，为每一次可能的受孕做好准备。卵巢内的卵泡也开始发育，进入下一个月经周期。周而复始，渐成规律。

正常的月经具有周期性。出血的第 1 日为月经周期的开始，两次月经第 1 日的时间间隔称为"1 个月经周期"。月经周期平均为 28 日，提前 7 日或延后 7 日，只要一直规律，几乎都可以认为是正常的。每次月经持续的时间称为"经期"，一般为 2~8 日，平均 4~6 日。

一般而言，月经期无特殊症状，但经期由于盆腔充血以及某些特殊物质(如前列腺素)的作用，有些女性会出现下腹及腰骶部不适或子宫收缩痛，还可能出现腹泻或便秘等胃肠道紊乱症状。少数女性也可能有头痛和轻度神经系统不稳定症状，如烦躁、易

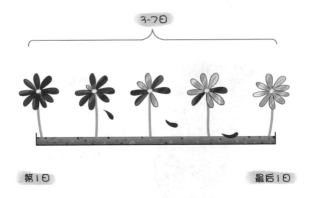

怒、易伤感等。如果月经期或者月经前后出现难以忍受的下腹痛，还需要警惕是否存在某些疾病，最常见的就是一种被称为"子宫内膜异位症"的疾病。

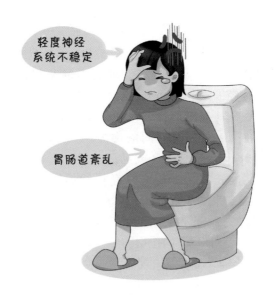

四、中医对月经的认识

月经的产生，是女子发育到成熟的年龄阶段后，脏腑、天癸、气血、经络协调作用于胞宫的生理现象。月经体现了"天人相应"的一种规律，与月相的盈亏相关，故曰"其气应月"。《素问·上古天真论》曰："女子七岁，肾气盛，齿更发长；二七而天癸至，任脉通，太冲脉盛，月事以时下，故有子。"《妇人大全良方》指出："妇人以血为基本。"《女科撮要》指出："夫经水，阴血也，属冲任二脉主，上为乳汁，下为月水。"这些都是对月经产生机制的基本阐释。

中医专家
话月经（微课）

五、月经期的保健指导

1. 要保持外阴清洁

每晚用温开水清洗外阴，不宜洗盆浴或坐浴，应以淋浴为好，卫生巾、纸要柔软清洁，透气性好，勤换内裤，以减轻血垢对外阴及大腿内侧的刺激。大便后要从前向后擦拭，以免脏物带入阴道，引起阴道炎，甚至盆腔炎。

2. 注意调节情绪，劳逸结合

情绪过度波动、紧张，会引起中枢神经系统与下丘脑垂体的功能失调，使促性腺激素的分泌受到影响而引起月经不调；同时，经期应避免重体力劳动和剧烈运动，因过劳可使盆腔过度充血，引起经量过多、经期延长及腹痛、腰酸等；注意保持充足的睡眠。

3.注意保暖，坚持腹部热敷

经期胞宫气血空虚，应注意保暖，避免受寒、冒雨涉水或冷水淋洗、游泳等，坚持热敷，能有效缓解痛经、疏通经络血管，以防止月经失调、痛经、带下、子宫肌瘤等妇科疾病。

4.合理饮食

经期不宜过食辛辣、刺激、肥甘厚腻的食物，以免耗伤阴血或热迫血妄行，但也不宜过食生冷之品，以防寒滞血脉，经行不畅。经期应多喝开水，多吃水果、蔬菜，饮食清淡，保持大便通畅。

5.避免房事

月经期子宫内膜剥脱出血，宫腔内有创面，阴道酸碱度发生改变，防御功能降低，如果进行性生活，容易将细菌带入，导致生殖器炎症。

6.不能乱用药物

女性在月经期可能出现腹部轻微疼痛等不适，月经后自然消失可不必用药，如遇到腹痛难忍或流血过多，需及时就诊。

第五节　怀孕那些事儿

妊娠是胚胎和胎儿在母体内发育成长，从受孕至分娩的过程。"两神相搏，合而成形"是妊娠的开始；"十月怀胎，一朝分娩"是妊娠的结束。

妊娠的整个过程复杂而又协调，里面既包含着胎儿及其附属

物的形成，又包含着母体各系统在这个过程中作出的一系列适应
性改变。

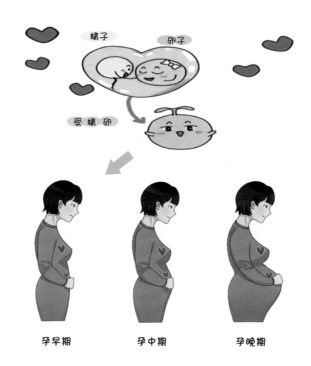

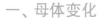

一、母体变化

随着妊娠进展，子宫增大变软，体积由非孕时的 7 厘米×5 厘米×3 厘米，增至妊娠足月时的 35 厘米×25 厘米×22 厘米；重量由非孕时的约 50 克增至妊娠足月时的 1100 克左右，增加约 20 倍。

卵巢略增大并停止排卵，一侧卵巢可见妊娠黄体。妊娠 6 周前由黄体产生大量孕激素，以维持妊娠，妊娠 10 周后，黄体功能由胎盘取代，妊娠黄体开始萎缩。

输卵管伸长，阴道变软，充血水肿呈紫蓝色，外阴部充血，皮肤增厚，大小阴唇色素沉着。

乳房增大充血，妊娠 8 周前乳房发胀，或有刺痛感及触痛，妊娠 8 周后乳房明显增大，乳房增大是为产后泌乳做准备。由于雌激素及孕激素分泌增加，乳房腺管与腺体皆增生，脂肪沉积，乳头增大变黑、易勃起、乳晕颜色加深，出现散在的皮脂腺肥大、隆起，也可以有少量的泌乳现象，妊娠后期可由乳头挤出少量黄色液体。

妊娠早期，增大的子宫压迫膀胱，引起尿频，妊娠 12 周后子宫增大超出盆腔，不再压迫膀胱，尿频症状消失。晚期因胎先露下降至盆腔，膀胱受压，尿道压力增加，可再次出现尿频甚至漏尿。同时妊娠期易出现上腹部饱胀感、便秘及痔疮。

二、胎儿的变化

(一)早期妊娠

怀孕第 1 周至第 13 周末，称为早期妊娠。

第 1~4 周，受精卵经过不断的细胞分裂，形成一个球形的细胞团，游进子宫腔，直到子宫内膜准备好后开始着床。接着，绒毛膜形成，胚胎细胞以惊人的速度分裂，并逐步分化成原始的组织和器官。

第 5~8 周，此时的胎儿长成一粒蚕豆大小，五官逐渐形成，四肢开始长长，骨头开始硬化，内脏器官开始发育至基本成形。此时胎儿的头部明显抬起，开始四处游动。此时，准妈妈们一定要远离任何危险，以免给胎儿刚刚形成的重要器官造成伤害。

第 9~13 周，胎儿已有草莓般大小，有了人形，脑和各器官继续发育，骨头逐渐硬化，手脚已经处于五指(趾)分开状态，指甲和毛发也在生长，声带开始形成，生殖器官开始呈现性别特征。

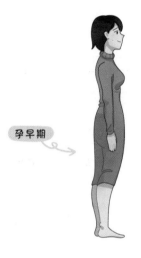

第1~4周：受精卵变成胚胎细胞

 =

第5~8周：胎儿长成蚕豆大小，内脏基本发育成形

 =

第9~13周：胎儿长成草莓大小，有了人形

（二）中期妊娠

怀孕第 14 周到第 27 周末，称为中期妊娠。

第 14~16 周，胎宝宝身长约 16 厘米，胎心率波动在 120~160 次/分，胎儿有呼吸运动，可确认性别，头皮已长毛发，部分孕妇自觉有胎动。

第 17~20 周，胎宝宝的眉毛和眼睑已经发育成熟，视觉很活跃，眼珠可以转动，味蕾也在形成中，皮肤出现胎脂，头皮可见少许头发。此时的胎儿开始出现吞咽、排尿功能。

第 21~27 周，胎儿的听觉系统基本发育完全，准妈妈的说话声、心跳声以及某些噪声，胎儿都可以听到，支气管和肺泡已经发育。此时的胎儿出生后可有呼吸，但生存力极差。

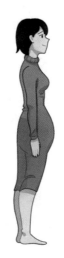

孕中期

第14~16周：可以确认胎儿性别，部分孕妈妈可以感觉到胎动

第17~20周：胎儿开始吞咽和排尿

第21~27周：胎儿可以听见孕妈妈的说话声和心跳声

（三）晚期妊娠

怀孕第 28 周至分娩结束，称为晚期妊娠。

第 28 周，胎儿的生长开始加速，每个月身长平均增加 5 厘米，皮下脂肪开始增多，大脑和神经系统逐渐发育成熟，心脏、骨骼、肌肉、肺部发育日益完善。

第 29~36 周，胎儿身长约 45 厘米，体重 2500 克。皮下脂肪发育良好，毳毛明显减少，出生后能啼哭及吸吮，生活力良好。

第 37~40 周，胎儿身长约有 50 厘米，各系统均发育成熟，皮肤粉红，外观体形丰满，足底皮肤有纹理。出生后哭声响亮，吸吮能力强，能很好地存活。

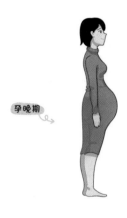

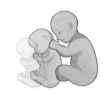

第28周：胎儿的生长开始加速，脂肪开始增多

孕晚期

第29~36周：出生后能啼哭、吸吮

第37~40周：皮肤粉红，外观丰满，哭声响亮，吸吮能力强

三、中医对妊娠生理的认识

中医称妊娠为"重身""怀子"或"怀孕"。

中医学认为，妇女受孕的机制是肾气充盛，天癸成熟，冲任二脉以及胞宫功能正常，男女精卵相合，就可以构成胎孕。《灵枢·决气》中说："两神相搏，合而成形。"《女科正宗·广嗣总论》中说："男精壮而女经调，有子之道也。"这正说明了前人对构成胎孕生理过程的必备条件已有认识。另外，还认识到受孕须有一定的时机。《证治准绳·胎前门》中说："凡妇人一月经行一度，必有一日氤氲之候，于一时辰间……此的候也……顺而施之，则成胎矣。"这里所说的"的候"相当于现代医学所称的排卵期，是卵子受精的良机。

中医学认为，妊娠期间母体的生理变化主要是脏腑、经络的阴血下注冲任，以养胎元。因此，妊娠期间整个机体出现"血感不足，气易偏盛"的特点。

妊娠初期，由于血聚于下，冲脉气盛，肝气上逆，胃失和降，则出现饮食偏嗜，恶心作呕，晨起头晕等现象。经过 20～40 日，症状多能自然消失。

妊娠 3 个月后，六脉平和滑利，按之不绝，尺脉尤甚。《金匮要略·妇人妊娠病脉证并治》曰："妇人得平脉，阴脉小弱。"《备急千金要方》曰："妊娠初时，寸微小，呼吸五至，三月而尺数也。"

妊娠 6 个月后，胎儿渐大，阻滞气机，水道不利，常可出现轻度水肿。妊娠末期，由于胎儿先露部压迫膀胱和直肠，可见小便频数、大便秘结等现象。

四、妊娠期健康管理

1. 健康行为方式管理

在怀孕期间，坚持健康的生活方式，让胎儿在优良环境中健康生长。

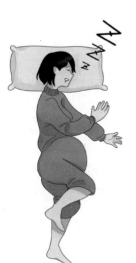

（1）注意休息：孕妇因身心负荷重，易感疲惫，需保证充足的休息和睡眠，不要熬夜，保证每晚 8 小时睡眠，中午适当休息。休息时宜取左侧卧位。

（2）戒烟戒酒，远离二手烟。

（3）注意个人卫生，怀孕后排汗增多，勤洗澡，采用淋浴，避免盆浴；保持口腔卫生，坚持早晚刷牙，餐后漱口；每日清洗外阴，勤换内裤。

(4)孕期性生活应依据孕妇具体情况而定。妊娠期间适当减少性生活次数，妊娠前3个月及末3个月应禁止性生活，有习惯性流产的女性，整个孕期均应禁止性生活，以防流产、早产及感染。

(5)怀孕后鞋子大小合适、透气舒适，以软底平跟鞋为宜，避免穿高跟鞋和拖鞋。衣服以宽松、柔软、舒适、棉质为宜，不宜穿紧身衣裤，紧束腰腹部，以免影响胎儿发育与活动。此外，孕妇不建议长时间穿防辐射服，怀孕前3个月须远离高辐射的电器，减少手机、电脑的使用。

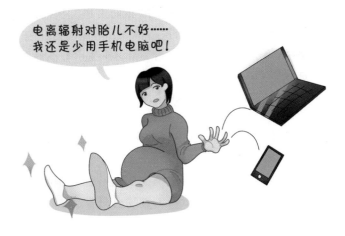

(6)预防便秘。到了孕中晚期，很多孕妇会遭遇便秘的困扰，此时孕妇要养成良好的生活规律，每日定时排便；多喝水，晨起空腹喝一杯温开水；多吃富含纤维素的蔬果，刺激肠胃蠕动，例如深绿色蔬菜、猕猴桃、柚子、黄瓜、西红柿等；益生菌可以调理肠道菌群，预防便秘，适当吃些富含乳酸菌、双歧杆菌的食物，例如酸奶。

(7)怀孕期间用药要谨慎，特殊情况须使用药物时请咨询医生。

27

2. 饮食管理

孕妇应科学合理安排饮食，避免营养不足或营养过多，减少孕妇疾病及胎儿发育不良的风险，确保胎儿从胚胎期开始就获得良好的物质基础以维持智力发育。

（1）饮食原则：清淡饮食，少油少盐，食物多样化，注意荤素搭配；不偏食、不挑食、不贪食；少吃腌制和生冷食物。

（2）孕早期饮食：怀孕初期，因时常恶心呕吐，故饮食宜清淡易消化，少食多餐，忌吃油腻生冷、辛辣刺激的食物。餐后不要弯腰和平躺。

（3）孕中晚期饮食：①注意补铁，预防贫血。从妊娠 4 个月起，孕妇容易发生贫血，要增加铁的摄入，例如动物肝脏、血及血制品、猪肉、牛肉等；还要注意增加富含维生素 C 的新鲜蔬菜、水果，以促进铁的吸收。必要时可在医生指导下服用铁制剂。②注意补钙，满足胎儿所需。从妊娠 4 个月起，孕妇要注意补钙，钙的最好来源是奶及奶制品、豆及豆制品、绿叶蔬菜、芝麻酱和虾皮等，每日至少饮用 300 毫升牛奶或奶制品，孕晚期每日饮用 800 毫升左右牛奶或奶制品，满足母儿需求。③多进食含蛋白质丰富的食物。富含植物蛋白的食物主要是一些豆制品，比如豆浆、豆腐、豆干等；富含动物蛋白的食物有鸡蛋、瘦肉、奶制品、鱼虾、牛肉、羊肉等。

3. 运动管理

孕期合理运动有助于胎儿的健康发育。一般孕妇可坚持日常工作，28 周后宜适当减少工作量。建议孕妇每日坚持不少于30 分钟的户外活动，运动量以身体不感到疲劳为宜，避免长时间站立、剧烈运动或重体力劳动，勿攀高或提重物。可根据条件和个人喜好选择散步、孕妇体操、瑜伽等运动。

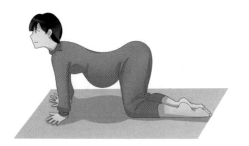

4. 乳房护理

　　胸罩的选择应舒适透气、大小合适、足以支托增大的乳房；每日清洗乳房，保持乳房部位清洁干燥；如果乳房胀痛难忍，可选择热敷或者按摩的方式来缓解，一定要注意不能挤压乳房；如果孕妇有乳头内陷，可能会造成产后哺乳困难，大多数可通过手法纠正，一手按压乳晕周围，挤捏使乳头突出，另一只手的拇指、示指(食指)和中指捏住乳头轻轻向外牵拉。另外，孕妇从妊娠7个月起宜佩戴乳头罩，对乳头周围组织起到稳定作用。柔和的压力可使内陷的乳头外翻，乳头经中央小孔保持持续突起。

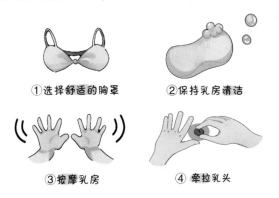

①选择舒适的胸罩　　②保持乳房清洁

③按摩乳房　　④牵拉乳头

5.情绪管理

　　孕期身体发生的各种变化，会使孕妇面临生理、心理、生活等各方面的问题，包括体形、情绪、饮食、生活习惯的改变等。此外，经济负担、担心胎儿健康状况等也会给孕妇带来心理压力。不良情绪不仅会危害孕妇的健康，也会给胎儿带来不利影响。孕妇应做好充分的思想准备和物质准备，学会自我心理调节，缓解精神压力，保持稳定、乐观、愉快的健康心理，这需要准爸爸的共同努力，以帮助预防妻子孕期和产后的心理问题。

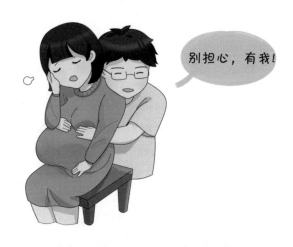

第二章
备孕路上的绊脚石

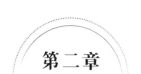

第一节　不孕症

　　小张和小李是一对90后小夫妻，结婚1年半，一直都如胶似漆，可是小李的肚子却一点反应都没有。对此，双方父母以为小夫妻是想过二人世界，都催过不知多少回。发现他俩没有避孕后，开始找各种偏方让他们尝试，希望能尽快抱上孙子，但是都没能如愿。小李被折腾得够呛，觉得还是应该相信科学，于是小张陪着小李来到医院咨询。

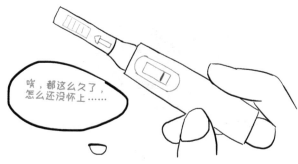

唉，都这么久了，怎么还没怀上……

小杏答疑

小李：小杏，我们俩感情挺好的，也没有避孕，可是一直都怀不上，我这是怎么了？

小杏：您好，凡婚后未避孕、有正常性生活、同居 1 年而未受孕者，称为不孕症。从未妊娠者为原发性不孕；曾经有过妊娠者继而未避孕 1 年以上未孕者为继发性不孕。您属于原发性不孕。

小李：为什么会是我？难道真是我的肚子"不争气"？

小杏：不孕症的原因非常复杂，包括以下几个方面。

(1)输卵管的问题，如感染、子宫内膜异位症、盆腔炎性疾病后遗症、手术等导致的输卵管堵塞。

(2)子宫畸形、宫颈发育异常、宫颈病变。

(3)排卵障碍，如多囊卵巢综合征、激素水平异常、卵巢功能减退导致无法正常排卵。

(4)情绪影响：盼子心切，情绪不舒畅，从而导致气血失调，引起不孕。

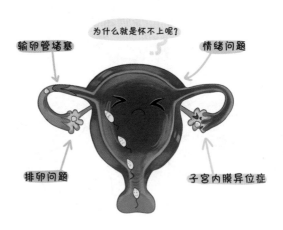

同时，男方生殖系统的问题，最常见的是精子数量不足、精子质量不高或精子活动能力下降等，也会引起不孕不育。

小张：怀不上孩子怎么还有男方的事？

小杏：是的，怀孕是两个人的事，在不孕不育的夫妻中，大约50%是女方生殖系统的问题，约35%是男方生殖系统的问题，15%左右为男女共同的因素造成的。如果一直怀不上，两个人都需要好好检查一下，看到底问题出在哪。

 小杏支招

妙招一：五行音乐疗法

《黄帝内经》把五音引入了医学领域，根据中医传统的阴阳五行理论和五音对应，用角、徵、宫、商、羽5种不同音调的音乐来治疗疾病。五音分属五行木、火、土、金、水，通肝、心、脾、肺、肾五脏。

【操作方法】每晚睡前听一段音乐，可以选择角调音乐和宫调音乐。在聆听音乐时，保持卧室环境安静，平卧，轻闭双眼，两掌心向上，用鼻子深深地吸气，用嘴巴慢慢地呼气，使呼吸均匀缓慢，然后慢慢放松全身肌肉，感受音乐的节奏和旋律。

【选乐依据】角调音乐入肝，曲调生机蓬勃，亲切爽朗，给人万物复苏、生机盎然的感觉，对于不孕症患者来说可调节其焦虑抑郁情绪。同时配合宫调音乐，节奏平缓，舒心悦耳，可以调理脾胃，促进全身气机的稳定。

五行音乐疗法

妙招二：艾灸疗法

【操作方法】 选取三阴交、神阙、关元穴，将点燃的艾条悬于穴位上或将艾灸盒置于穴位上，每个穴位灸 10~15 分钟，每日 1 次，7 日为 1 个疗程。

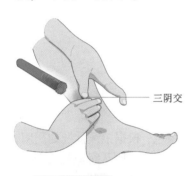三阴交

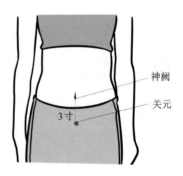神阙 关元 3寸

【功　效】 疏肝解郁。

【注意事项】 操作结束后注意及时穿衣遮挡艾灸部位，避免受凉。

 小杏食谱

1. 当归生姜羊肉汤

【原　料】 当归 15 克，生姜 20 克，羊肉 500 克。

【制　作】 水煎当归和生姜，放入羊肉，用沸水焯一下以去膻腥，文火慢煮，直至羊肉熟烂。

【用　法】 去药渣，吃肉喝汤，每周 1~2 次。

【功　效】 补肾壮阳。适用于婚后不孕，月经推迟，量少，颜色黯淡，质稀，或闭经，伴面色晦暗，腰膝酸软，性欲淡漠，小便清长，大便稀等患者。

2.茉莉花陈皮茶

【原　　料】茉莉花 5 克，陈皮 5 克。

【制　　作】用沸水冲泡 15~30 分钟，加适量蜂蜜或白糖。

【用　　法】日常代茶饮。

【功　　效】疏肝理气。适用于多年不孕，经期先后不定，行经时腹痛，行经不顺畅，量少，色黯淡，有小血块，伴有经前乳房胀痛，抑郁或者烦躁等患者。

 小杏叮嘱

小杏：平时还应该注意以下几点。

(1)不孕症是妇科疑难杂症，病因复杂，需及时治疗妇科疾病，如月经不调、盆腔炎、白带异常等。

(2)起居规律，劳逸结合，节制性生活，保证充足的睡眠，加强体育锻炼，增强体质。

(3)做好心理调适，培养广泛的兴趣爱好，保持乐观、坦然的心态，不能过分焦虑和忧虑，往往盼子心切，反而不易受孕。

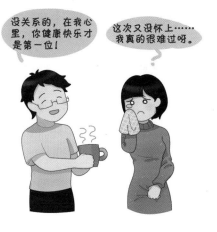

（4）注意饮食调养，多食营养丰富、易消化的食物，多吃新鲜蔬菜、水果，戒烟戒酒，备孕期间谨慎用药。

 专家提醒

（1）不孕症是一组由多种病因导致的生育障碍状态，是育龄夫妇的生殖健康不良事件，必要时可采用手术治疗或人工授精、体外受精-胚胎移植等辅助生殖技术。

（2）不孕症的病因有很多，女方和男方的因素都存在，通过男女双方全面检查找出不孕症原因是诊断治疗不孕症的关键。

（3）学会每日清晨测基础体温，观察月经周期体温变化，掌握排卵情况，必要时可以采用排卵试纸或者 B 超监测排卵期，选择合适的性交时间，增加受孕概率。

（4）通过改善生活方式、纠正营养不良和贫血，掌握性知识，性交频率适中，以增加受孕概率。

第二节　月经不调

今年 18 岁的小芳读高三了，由于学习任务重，压力大，妈妈渐渐发现小芳变得不爱吃饭，睡眠也不好，甚至连平时很准的月经都变得不正常了，要么提前，要么推后，颜色很深且有血块，来月经的时候乳房和小腹都觉得胀痛，还有胸闷，总是要叹口气才觉得舒畅一些。

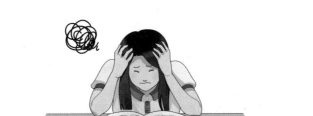

 小杏答疑

小芳妈妈：我女儿平时月经很规律，最近怎么月经不调了？

小杏：月经不调包括月经周期异常、月经量异常和经期延长等。根据小芳的情况，她属于月经周期异常，一般有 3 种情况：月经先期、月经后期和月经先后不定期。其中月经提前 7 日以上，甚则 10 余日，连续 3 个周期以上，经期基本正常，称为月经先期；月经延后 7 日以上，甚至 3~5 个月 1 次，连续 3 个周期以上，可伴有经量及经期异常，称为月经后期；而像小芳这样月经周期有时延长，有时缩短，超过了 7 日，先后不定，并且超过了 3 个周期，但经期正常，称为月经先后不定期。

小芳妈妈：我闺女才去学校几个月就这样，会是什么原因呢？

小杏：引起月经先后不定期的原因有很多，常见的有精神过度紧张、环境改变、气候突然变化、过度劳累、营养不良及其他全身性的疾病等，而中医学认为主要是肾虚和肝气郁结导致的。根据您刚刚描述的情况，小芳应该还是精神压力大而引起的月经紊乱。

小杏支招

妙招一：五行音乐疗法

【操作方法】每日睡前聆听角调式音乐，可以达到调神、振奋情绪的良好作用，如《春之声圆舞曲》《蓝色多瑙河》《江南丝竹乐》《胡笳十八拍》等。具体方法见第二章第一节。

妙招二：耳穴按摩

【操作方法】用两手示指指尖在双耳三角窝区域内按揉数次，具有降压、疏肝、镇静、止痛、助眠的作用。耳穴按摩法：可选子宫、肝、肾、内分泌等穴位，以示指尖对准穴位顺时针揉按，指力由轻到重，以局部热胀感为宜。每个部位按摩3分钟，每日3次。

耳穴按摩
（视频）

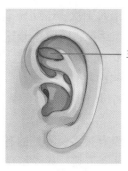
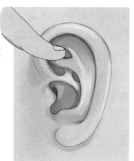

三角窝区

小杏食谱

1. 红枣枸杞玫瑰花汤

【原　　料】红枣 3 颗，枸杞子 20 粒，干玫瑰花 5 朵。

【制　　作】将红枣、枸杞子和干玫瑰花洗干净，放入杯中，用放置了一会儿的开水冲泡，盖上盖子，泡 10 分钟左右。

【用　　法】日常代茶饮。

【功　　效】益气补血，理气解郁。适用于气血亏虚、肝郁气滞引起的月经不调者。

2. 佛手猪肚汤

【原　　料】鲜佛手 15 克，猪肚 500 克，生姜 3 克。

【制　　作】将猪肚去肥油，漂洗干净，入开水中去腥味，与鲜佛手、生姜入锅，加水 800 毫升，以武火煮沸后，改文火熬 1~2 小时，调味即成。

【用　　法】喝汤吃肉，每周 1~2 次。

【功　　效】疏肝理气解郁。适用于肝郁气滞引起的月经不调者。

 小杏叮嘱

小杏：平时还应该注意以下几点。

（1）注意休息，保证睡眠，合理运动，增强抵抗力。月经期可照常工作与劳动，但应避免剧烈运动和过度劳累，避免淋雨、涉水、冷水洗澡、洗头、洗脚等。

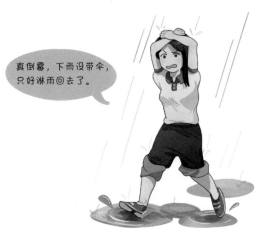

(2)饮食富有营养且均衡，不要偏食，少吃辛辣刺激、生冷油腻的食物。

(3)保持乐观的心态，勿过分忧思恼怒。

(4)保持会阴清洁，每日清洁外阴，勤换内裤和月经垫。月经来潮时严禁游泳、盆浴、阴道用药及阴道检查。

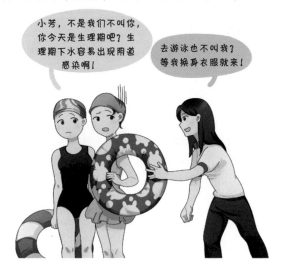

专家提醒

（1）月经不调是妇科常见病，内分泌失调、卵巢囊肿、子宫肌瘤、子宫内膜息肉、子宫内膜增生症、子宫内膜异位症都会导致该病，如不及时有效找准病因治疗，有可能引起不孕症。

（2）经期长及经量多一般采用止血措施，周期紊乱一般采用激素疗法，但都可选用中医药治疗。

（3）需要使用激素药物者，必须遵医嘱用药。按时按量服用，保持药物在血中的有效浓度，不得随意停服或漏服，以免因性激素使用不当引起子宫出血。如出现不规则阴道流血，应及时就诊。

第三节　盆腔炎

近2个月以来，宋女士发现自己经常小腹坠胀、疼痛，伴随腰骶部酸痛，白带量增多，尤其是在行经前后、劳累后，其症状更为明显。

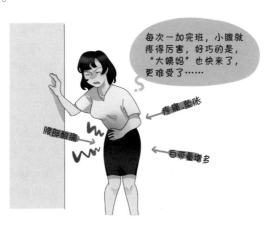

小杏答疑

宋女士：小杏，我这患的是什么病啊？

小杏：根据您的检查及诊断结果，您患了盆腔炎。盆腔炎是盆腔炎性疾病的简称，指女性上生殖道及其周围组织的一组感染性疾病，主要包括子宫内膜炎、输卵管炎、输卵管卵巢脓肿、盆腔腹膜炎。炎症可局限于一个部位，也可同时累及几个部位，以输卵管炎、输卵管卵巢炎最常见。

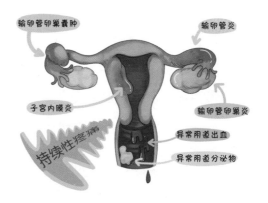

输卵管卵巢囊肿　输卵管炎
子宫内膜炎　输卵管卵巢炎
持续性疼痛　异常阴道出血　异常阴道分泌物

您的情况属于盆腔炎性疾病后遗症，是盆腔炎性疾病的遗留病变，主要表现为持续性下腹部疼痛或坠胀感，痛连腰骶，常在劳累、性生活后及月经前后加重。伴有低热，阴道分泌物增多或异常阴道出血。月经期发病可出现经理增多、经期延长。

宋女士：我为什么会患这个病啊？

小杏：盆腔炎性疾病的常见致病原因有很多，包括产后或流产后感染、子宫腔内手术操作后感染、经期或产褥期卫生不良、下生殖道感染等。当这些疾病未得到及时、正确、彻底治疗或因患者体质较差导致病情迁延不愈时，则会产生盆腔炎性疾病后遗症。

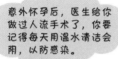

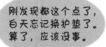

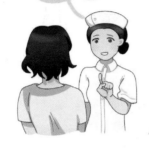

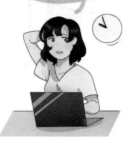

宋女士：这个病对我身体影响大吗？我目前正在备孕，这会影响怀孕吗？

小杏：是的，盆腔炎性疾病后遗症可出现不孕、异位妊娠、慢性盆腔痛、炎症反复发作等。它严重影响您的生殖健康和生活质量，不孕症发生率达 20%~30%，所以需要积极治疗。

 小杏支招

妙招一：艾灸疗法

【操作方法】用燃着的艾条或者艾灸盒置于穴位上，每个穴位灸 10~15 分钟，每日 1 次。常用穴位有关元、子宫、中极、足三里、三阴交穴。

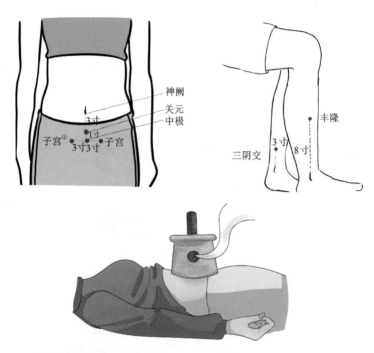

【功　效】活血化瘀，消炎镇痛。

【注意事项】注意观察局部皮肤情况，防止烫伤。注意防火。

妙招二：中药外敷

【操作方法】将千年健 6 克，羌活 6 克，独活 6 克，红花 6 克，皂角刺 6 克，血竭 6 克，白芷 6 克，当归 6 克，乳香 12 克，没药 12 克，续断 12 克，桑寄生 12 克，五加皮 12 克，艾叶 250 克，透骨草 250 克，花椒 6 克装入布袋，稍微喷水打湿，放入微波炉加热，患者用手背试温，以不烫手为宜(45~50℃)，将药袋敷于神阙穴至

① "子宫"为中医学中的子宫穴。

耻骨联合上缘之间。待月经完全干净 2 日后开始，每日 1 次或 2 次，每次 30 分钟，7~10 日为 1 个疗程，经期停用，治疗 2~3 个疗程。每 5 日更换布袋内药物 1 次。

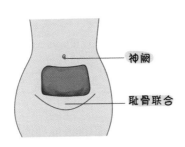

【功　　效】活血化瘀，消炎止痛，清热解毒。

 小杏食谱

1. 银花莲子汤

【原　　料】金银花 30 克，牡丹皮 15 克，莲子 30 克，白糖适量。

【制　　作】金银花和牡丹皮水煎，去渣取汁，放入莲子再煎煮至熟烂，加适量白糖拌匀即可。

【用　　法】直接食用，每日 1 次。

【功　　效】清热解毒，止带。

2. 鸡冠马齿藕汁饮

【原　　料】鲜鸡冠花(白)250 克，鲜马齿苋 250 克，鲜藕汁 250 克，白糖适量。

【制　　作】前两味药洗净，加水适量煎煮 3 次，每次 20 分钟，去渣取汁，文火浓缩后加入鲜藕汁，再浓缩至稠黏时，拌入白糖，拌匀晾干，装瓶备用。

【用　　法】开水冲服当茶饮。

【功　　效】清热解毒，凉血止血，止带。

 小杏叮嘱

小杏：您平时还应注意以下几点。

(1)临近和正值经期时，忌游泳、盆浴、性生活，以免造成感染，平时保持会阴部清洁、干燥，用温水清洗，且清洁时要做到专人专盆。

(2)合理安排生活和工作，积极锻炼身体，愉悦心情，保持良好的身心状态。

(3)注意休息，加强饮食营养，积极进行体育锻炼，增强体质。

 专家提醒

(1)盆腔炎早发现、早诊断、早治疗对于改善症状、预防并发症极其重要，尤其对于性交活跃的年轻女孩，要定期进行妇科检查。对于有疑似盆腔炎临床表现的患者，更应该及时就诊以明确诊断。

(2)注意性生活健康，减少性传播疾病，及时治疗下生殖道感染、盆腔炎性疾病，防止后遗症发生。

第四节 多囊卵巢综合征

　　林女士，25 岁，未婚，14 岁月经初潮，月经周期 30 日，每次 4~5 日，月经初潮时经量尚可，平时爱吃甜食、油炸食品等。6 年前，患者出现经量逐渐减少，月经周期延后为 40 日至 2 个月不等，体重逐渐增加，带下色白，量增多，B 超示子宫未见异常，双侧卵巢呈多囊样改变。

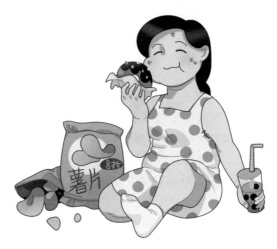

小杏答疑

　　林女士：什么是多囊卵巢综合征呀？

　　小杏：多囊卵巢综合征是一种常见的妇科内分泌疾病，它在临床上以雄激素过高、持续无排卵、卵巢多囊样改变为主要特征，常常伴有胰岛素抵抗和肥胖。它的主要临床表现包括月经失调、不孕、多毛、痤疮、肥胖、黑棘皮症等。

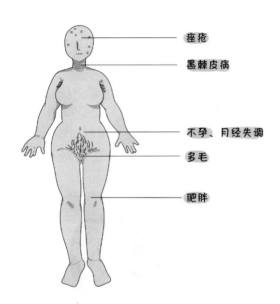

痤疮

黑棘皮病

不孕、月经失调

多毛

肥胖

　　林女士：难怪我的体重越来越重，体毛也比一般的女孩子多一些，这些都是这个疾病引起的吗？

　　小杏：是的。多囊卵巢综合征发病率较高，占5%～10%，尤其是在女性青春期和育龄期妇女中常见。

　　林女士：那这是什么原因呢？

　　小杏：多囊卵巢综合征的病因目前尚不明确，可能是雄激素过多、神经内分泌系统失调、代谢性紊乱、遗传基因和环境因素的综合影响。

　　林女士：多囊卵巢综合征有什么危害？会影响生育吗？

　　小杏：该病可能引起月经周期不规律甚至是闭经，从而影响怀孕。随着年龄的增长，还可能增加患子宫内膜癌、心血管疾病、糖尿病的风险。

小杏支招

妙招一：穴位按摩

【操作方法】通过刺激穴位养护子宫，用拇指指腹顺时针按揉，手法先由轻到重，由浅到深，再由重到轻，由深到浅。每个穴位按揉 3 分钟，每日 1~2 次。常用穴位有三阴交、丰隆穴。

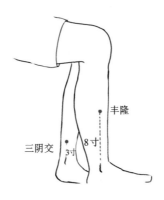

【功　　效】调和肝肾，燥湿除痰。适用于改善痰湿患者月经不调、体胖、多毛等问题。

妙招二：艾灸疗法

【操作方法】将点燃的艾条悬于关元、气海、神阙等穴位上进行熏灸，注意与皮肤保持 2~3 厘米的距离，每个穴位灸 10~15 分钟，直至皮肤温热发红而又不至于产生灼痛和烧伤皮肤。每日 1 次。

【功　　效】补肾调经，疏肝解郁，活血化瘀。

【注意事项】注意观察局部皮肤情况，防止烫伤。

小杏食谱

1. 山药枸杞粥

【原　　料】 山药 30 克, 枸杞子 10 克, 粳米 100 克, 红糖适量。

【制　　作】 山药洗净去皮, 切成小块, 和粳米一同放入锅中煲煮, 待粥约七分熟时加入枸杞子继续焖煮, 食用时加入适量红糖调味。

【用　　法】 早晚分食, 每周 2 次。

【功　　效】 健脾除湿, 补肾调经。

2. 川芎红糖鸡蛋

【原　　料】 川芎 10 克, 鸡蛋 2 个, 红糖适量。

【制　　作】 将川芎、鸡蛋一同放入锅中, 加适量水煎煮, 待鸡蛋煮熟后取出来去壳, 再将鸡蛋放入锅中煮片刻, 去药渣, 加红糖调味。

【用　　法】 吃蛋喝汤, 每日 1 次, 每个月连服 5~7 次。

【功　　效】 行气, 活血, 调经。

3. 益母草黑豆糖水

【原　　料】 益母草 30 克, 黑豆 60 克, 红糖适量。

【制　　作】 益母草水煎取汁, 加入黑豆, 煮至烂熟, 加红糖调味。

【用　　法】 每日 1 次, 每个月连服 5~7 次。

【功　　效】 活血祛瘀, 补肾调经。

小杏叮嘱

小杏：平时您还应该注意以下几点。

(1)保持心情愉悦，避免焦虑情绪。

(2)起居有常，养成良好的生活习惯，不吸烟饮酒，不熬夜。

(3)适当进行体育锻炼，控制体重。

(4)选择优质高蛋白、低糖的食物，少吃肥肉、奶油、全脂奶等含有饱和脂肪酸的食物。

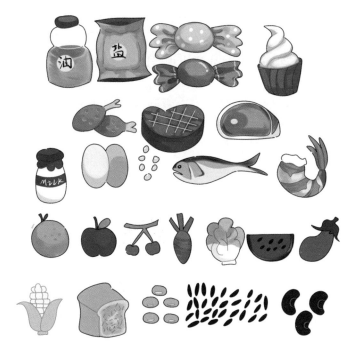

 专家提醒

(1)多囊卵巢综合征早期发现尤为重要，当出现月经不调、严重痤疮、多毛、黑棘皮、肥胖时，要及早到医院进行相关检查，以免耽误病情。

（2）育龄期妇女因有生育要求，应重视基础疾病的检查和治疗，矫正高雄激素血症、高胰岛素血症等内分泌不良环境后，再予以促排卵治疗，一旦确认早期宫内妊娠，应尽早保胎安胎。

（3）多囊卵巢综合征与糖尿病等内分泌系统疾病关系密切，患有本病的妇女应注意血糖的控制，进行心血管疾病的排查。

第五节　子宫内膜异位症

李女士5年前经期涉水后出现经期小腹疼痛逐渐加剧，尤其是即将行经和行经第1日疼痛剧烈，伴有头晕、恶心、畏寒症状。半年前B超检查发现右卵巢有一囊肿约16毫米×15毫米×24毫米大小，询问病史，患者平素月经周期规则、量多、色暗红、有血块。医生诊断为子宫内膜异位症。

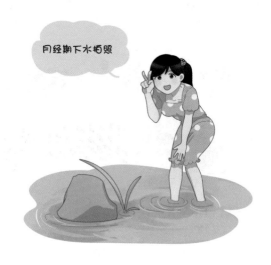

小杏答疑

李女士：小杏护士，我的痛经越来越严重了，之前还能忍一忍，现在已经忍受不了了，子宫内膜异位症到底是一种什么病啊？

小杏：正常情况下，在子宫的内壁上有一层内膜，我们称为子宫内膜，子宫内膜异位症是腺体、间质等具有生长功能的子宫内膜组织，出现在子宫体以外的部位。异位内膜最常见的种植部位是盆腔内生殖器及其邻近器官的腹膜，以卵巢、宫骶韧带最常见。

李女士：患了这个病会怎么样？

小杏：子宫内膜异位症的临床表现因人和病变部位不同而不同，大部分患者会有痛经和下腹痛、不孕、月经异常、性交痛等症状；肠道异位症还会出现腹泻、便秘，甚至周期性少量便血，严重者可发生肠梗阻等。

李女士：我的卵巢囊肿也是子宫内膜异位症引起的吗？

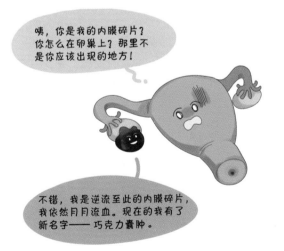

小杏：有可能，如果月经期脱落的子宫内膜碎片随血液逆流经输卵管进入盆腔，种植在卵巢表面就会形成卵巢囊肿，也称为巧克力囊肿。

李女士：子宫内膜异位症会影响怀孕吗？

小杏：这会有一定影响，研究表明子宫内膜异位症患者不孕率高达 40%。所以，您一定要积极治疗。

 小杏支招

妙招一：腹部热敷

【操作方法】丹参 15 克，红花 8 克，桃仁 8 克，肉桂 5 克，浙贝母 10 克，鸡内金 20 克，包成中药包放入锅中，加水煎煮至沸腾后取出，自然降温到 45~50℃，将药包拧干至不滴水，热敷在腹部，每日 1 次，每次敷 30 分钟。

【功　　效】活血化瘀，通络止痛。

妙招二：艾灸疗法

【操作方法】将点燃的艾条悬于三阴交、合谷、关元等穴位上进行灸治，与皮肤保持 2~3 厘米的距离，或者将艾条放入艾灸盒，每个穴位灸 10~15 分钟，直至皮肤温热发红，每日 1 次。

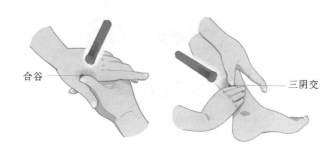

合谷　　　　　　　　　　　　　　　　三阴交

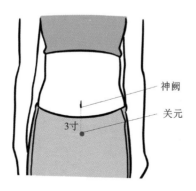

神阙

关元

3寸

【注意事项】避免灼伤皮肤和毛发。

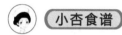 小杏食谱

1. 山楂黑木耳红糖汤

【原　料】山楂 100 克，黑木耳 50 克，红糖 30 克。

【制　作】将山楂煎水约 500 毫升，去渣，加入泡发的黑木耳，文火煨烂，加入红糖即可。

【用　法】每日可服 2~3 次，连服 2~3 周。

【功　效】活血化瘀。

2. 桃仁粥

【原　料】桃仁 15 克，粳米 50 克，红糖适量。

【制　作】将桃仁捣烂，加水浸泡，研汁去渣，与粳米同入砂锅，加水 500 毫升，文火煮成稀粥，调红糖适量服用。

【用　法】隔日 1 次，早晚服用。

【功　效】活血化瘀。

3. 当归鸡蛋汤

【原　　料】当归 15 克，鸡蛋 2 个。

【制　　作】将当归洗净，在砂锅内加入适量清水，先武火煮开，再文火煎煮 20 分钟后去渣，冲入鸡蛋，吃蛋喝汤。

【用　　法】月经干净后分早晚服用，连服 1 周。

【功　　效】活血化瘀。

 小杏叮嘱

小杏：平时您还应该注意以下几点。

(1)保持乐观情绪，避免给自己太大的压力。

(2)养成良好的生活习惯，不要熬夜。

(3)注意经期卫生，勤换卫生巾，避免经期涉水和同房。

(4)适当进行体育锻炼，增强体质，但不要进行剧烈运动及重体力劳动。

(5)饮食宜清淡易消化，忌辛辣刺激、生冷寒凉、油腻之品。

 专家提醒

(1)子宫内膜异位症病因不明确，多因素起作用，及时发现并治疗先天性生殖道畸形和继发性宫颈黏连、狭窄引起的经血潴留，防止医源性异位内膜种植可减少其发病。

(2)目前腹腔镜检查是诊断子宫内膜异位症的最佳方法，特别是对盆腔检查和 B 型超声检查无阳性发现但有典型子宫内膜异位症症状者更为重要，在腹腔镜下活检即可确诊，并确定临床分期。

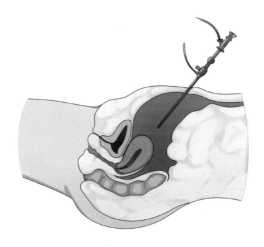

（3）子宫内膜异位症为良性疾病，但有恶性侵袭行为，少数病例会恶变，如长期不治疗或病程迁延，日久可致不孕。本病术后易复发，需定期随访检查。

第六节　子宫肌瘤

陈女士的单位组织体检，体检报告单上写着"子宫肌瘤"，她有点不知所措。

她的脑海里不停地浮现"子宫肌瘤"这四个字，我怎么会有子宫肌瘤呢？这是良性的还是恶性的？对我以后的生活会有什么影响呢？会影响我怀孕吗？我需要保守治疗还是手术治疗呢？

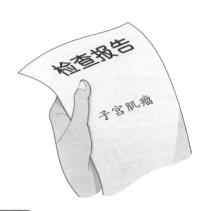

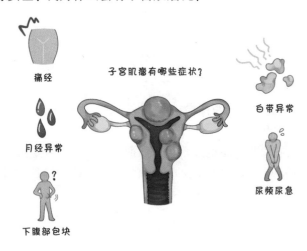

小杏答疑

陈女士：小杏，子宫肌瘤是一种什么疾病呀？

小杏：子宫肌瘤是女性生殖器官较常见的良性肿瘤，多见于30~50岁妇女。

陈女士：我为什么会有子宫肌瘤呢？

痛经

子宫肌瘤有哪些症状？

白带异常

月经异常

尿频尿急

下腹部包块

小杏：子宫肌瘤的病因目前还不明确，可能与女性性激素有关，特别是雌激素，有研究发现子宫肌瘤组织对雌激素存在高敏感性。另外，子宫肌瘤的发生也和一些遗传因素有关系。

陈女士：可是我平时没有什么不舒服呀？

小杏：这个病一般没有明显的症状，很多人都是跟您一样在体检的时候偶然发现的，只有少数人会有月经异常、下腹部包块、白带增多、尿频、尿急、排尿困难、尿潴留等压迫症状。

陈女士：那它会影响我怀孕吗？

小杏：有的子宫肌瘤会影响怀孕，这与其位置、大小和数目有关，黏膜下肌瘤可影响受精卵着床导致早期流产；肌壁间肌瘤过大导致机械压迫、宫腔变形或内膜供血不足也可引起流产，所以还是要引起重视。

 小杏支招

妙招一：穴位按摩

穴位按摩
（视频）

【操作方法】取三阴交、次髎等穴位进行按摩，每个穴位顺时针按揉 1~2 分钟，手法先由轻到重，由浅到深，再由重到轻，由深到浅，每日 2 次。

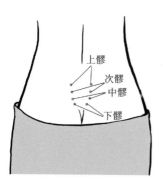

上髎
次髎
中髎
下髎

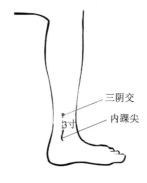

三阴交
内踝尖
3寸

【功　　效】活血化瘀，通经止痛。

妙招二：中药贴敷

【操作方法】半夏 10 克，葱白 6 克，捣为泥，敷于脐中，每日 1 次，每次贴敷 4~6 小时，7 日为 1 个疗程。

【功　　效】温经散寒，活血通络，消肿止痛。

 小杏食谱

1. 山楂益母饮

【原　　料】山楂 30 克，益母草 20 克，郁金 10 克，红糖适量。

【制　　作】先将山楂、益母草、郁金洗净，入锅加适量清水煎 30 分钟，取汁去渣，调入红糖。

【用　　法】分次温饮。

【功　　效】行气消积，活血化瘀。

2. 玫瑰花汤

【原　　料】玫瑰花(初开者)30 朵，红糖适量。

【制　　作】玫瑰花去心蒂，洗净，放入砂锅中，加清水浓煮，调以红糖进食。

【用　　法】代茶饮。

【功　　效】活血调经。

3. 菱角薏米花胶粥

【原　　料】菱角 500 克，花胶 150 克，陈皮 5 克，薏苡仁适量。

【制　　作】先将菱角、花胶、陈皮洗净，用清水浸透花胶，直到泡发，切块，菱角去壳取肉。在锅内加适量清水，大火煮开后，再放入菱角、花胶、陈皮、薏苡仁，等再次煮开时，改中火继续煮，直到薏苡仁煮成稀粥，加入食盐调味。

【用　　法】分次服用。

【功　　效】解毒散结，滋养肝肾。

 小杏叮嘱

小杏：平时您还应该注意以下几点。

(1)保持乐观的心态。

(2)饮食定时定量，坚持低脂饮食，避免羊肉、虾、蟹、鳗鱼、咸鱼、蜂王浆、辣椒、白酒等食物。

(3)养成良好的生活习惯，注意个人卫生，勤换内裤。

(4)适当进行体育锻炼，增强体质。

 专家提醒

(1)子宫肌瘤为妇科常见病，与女性性激素相关，多发于生育年龄，青春期前少见，绝经后萎缩或消退。

(2)对于子宫肌瘤尚小且无临床症状者，可随访观察，每3~6个月定时到医院检查。对于肌瘤较大且有月经改变及压迫症状者，则需药物或手术治疗。

(3)30~50岁妇女应注意妇科普查，有子宫肌瘤者应慎用性激素制剂，绝经后子宫肌瘤继续增大者应注意恶变可能。

第三章

妊娠其实也不可怕

第一节　妊娠呕吐

小楠怀孕 7 周了，早上刷牙时会出现恶心，面对妈妈做的营养早餐也没有食欲，稍有油烟，便开始干呕，而且越来越严重，吃什么吐什么，非常难受。

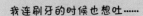

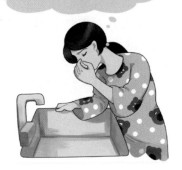

我连刷牙的时候也想吐……

小杏答疑

小楠：我现在怀孕 7 周了，早上起来刷牙觉得恶心想吐，为什么会出现这种现象？

小杏：在妊娠早期，孕妈妈体内绒毛膜促性腺激素（human chorionic gonadotropin，HCG）增多，胃酸分泌减少及胃排空时间延长，导致头晕乏力、食欲不振、喜食酸性食物或厌恶油腻、恶心想吐、晨起呕吐等一系列反应，称为妊娠呕吐，俗称孕吐。

小楠：我这种情况需要住院治疗吗？

小杏：您不必太担心，大部分孕妈妈都有恶心和呕吐的经历，一般从怀孕 6～8 周开始，10～12 周达到高峰，50%在怀孕 14 周前缓解，90%在怀孕 22 周前缓解，一般无须住院治疗。少数孕妈妈妊娠反应严重，呕吐频繁，不能进食，以致出现液体失衡及新陈代谢障碍，称妊娠剧吐，则需要住院治疗。

小楠：妊娠呕吐会不会影响胎儿发育？

小杏：虽然孕吐暂时会影响营养的吸收，但在孕早期，胎儿的营养主要从孕妈妈的血液里直接获得。因此，您不用担心孕吐会影响胎儿的营养供给。

 小杏支招

妙招一：五行音乐疗法

【操作方法】可选取宫调的曲目，如《花好月圆》《北国之春》《平湖秋月》《塞上曲》，听音乐的时间不宜太长，一般在 30～60 分钟，音量不宜过大，应在 45～70 分贝，每日 1 次。

【选乐依据】宫调式乐曲具有"土"之特性，其旋律清静幽雅、淳厚庄重，在五脏入脾，经常聆听柔和、舒缓的音乐，可促进食欲，调节胃肠功能。

妙招二：穴位按摩

【操作方法】孕妇自行按揉内关、足三里穴，家人协助按揉孕妈妈背部脾俞、胃俞穴，每个穴位按揉 3 分钟，每日按揉 2~3 次。按揉手法力度不可过大，先由轻到重，由浅到深，再由重到轻，由深到浅。

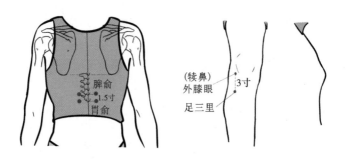

脾俞
1.5寸
胃俞

（犊鼻）
外膝眼   3寸
足三里

【功　　效】降逆止呕，调理脾胃。

妙招三：艾灸疗法

【操作方法】将点燃的艾条悬于中脘、内关、足三里等穴位上进行熏灸，注意与皮肤保持 2~3 厘米的距离，或者将艾条放入艾灸盒，每个穴位灸 10~15 分钟，直至皮肤温热发红，每日 1 次。

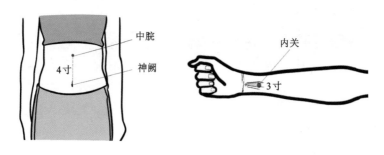

中脘
神阙
4寸

内关
3寸

【功　　效】温胃散寒，降逆止呕。

【注意事项】孕妇腰骶部和腹部不宜施灸。

 小杏食谱

1. 麦门冬粥

【原　　料】鲜麦冬汁、鲜生地汁各 50 克，生姜 10 克，薏苡仁 15 克，大米 80 克。

【制　　作】先将薏苡仁、大米及生姜入锅，加适量水煮熟，再放入鲜麦冬汁、鲜生地汁，调匀，煮成稀粥。

【用　　法】分早晚 2 次温服。

【功　　效】安胎，降逆，止呕。

2. 生姜乌梅饮

【原　　料】乌梅肉、生姜各 10 克，红糖适量。

【制　　作】将乌梅肉、生姜、红糖放入锅内，加水 200 毫升，煎汤。

【用　　法】代茶饮。

【功　　效】和胃止呕，生津止渴。

3. 姜汁炒糯米

【原　　料】糯米 250 克，生姜汁 3 匙。

【制　　作】将炒锅放在文火上，倒入糯米、生姜汁同炒，炒到糯米爆破，研成粉即可。

【用　　法】每日 2 次，每次 1 汤匙，开水调服，连服 5~7 日。

【功　　效】补中益气。

小杏叮嘱

小杏：平时您还应该注意以下几点。

（1）调畅情志：保持精神舒畅，情绪稳定，避免不良因素刺激。

（2）调理饮食：饮食有节，孕早期以清淡、易消化饮食为主，少量多餐，避免辛辣刺激、生冷油腻、有强烈气味的食物。适当吃一些姜糖、姜片，可缓解早起呕吐症状。

（3）起居有常：注意休息，预防感冒，适当运动，如每日户外散步。有助于孕妇保持身体健康和心情舒畅。

 专家提醒

（1）妊娠早期出现轻微恶心、呕吐是最常见的症状，一般情况下无需处理，若出现频繁呕吐不能进食，呕吐物中有胆汁或咖啡样物质者，应立即就医治疗。

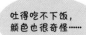

咖啡样呕吐物质　　　　　　胆汁

（2）妊娠后服用多种维生素可减轻妊娠恶心、呕吐，餐前可进食少量生姜汁。

（3）妊娠发生与精神因素密切相关，对精神不稳定的孕妇，应给予心理安抚，解除其思想顾虑，可以适当缓解妊娠呕吐的程度和进展。

第二节　妊娠腹痛

怀孕 24 周的王老师正在给学生批改作业，突然觉得小腹有些胀痛，家人非常紧张，因为王老师是头胎，生怕胎儿有啥问题，便赶紧前往医院。王老师找到了李医生，医生完善相关检查后，确认胎儿情况正常，虚惊一场，建议暂时观察，无须特殊处理。

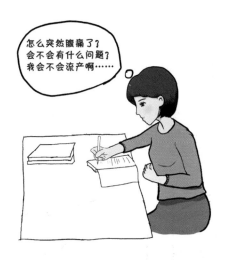

小杏答疑

王老师：医生说我是妊娠腹痛，但又建议我暂时不吃药，这个情况真的不用管吗？

小杏：妊娠腹痛是指妊娠期间子宫周围脉络不通或失于濡

养，气血运行不通畅而发生以小腹疼痛为主要表现的疾病。您目前就属于这种情况，因为您所有的检查结果都是正常的，医生会建议您暂时先观察。

王老师：哦，我明白了。怀孕期间为什么会出现生理性腹痛呢？

小杏：怀孕中晚期生理性腹痛比较常见，很多孕妈妈会感觉腹部有轻微的疼痛和下坠感，一是子宫偶尔收缩引起的宫缩痛；二是随着胎儿的逐渐发育，增大的子宫会不断刺激肋骨下缘，腹部皮肤出现紧绷感，导致运动后会感到腹部隐隐的牵拉痛。到了妊娠晚期，如出现规律持续的宫缩痛，是分娩的先兆，需要及时住院待产。

 小杏支招

妙招一：穴位按摩

【操作方法】腹痛时按摩下巨虚、曲泉等穴位。每个穴位顺时针按揉 3 分钟，每日按揉 1 次。手法先由轻到重，由浅到深，再由重到轻，由深到浅。

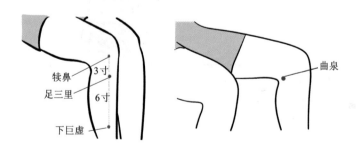

【功　效】通络止痛。

妙招二：艾灸疗法

【操作方法】选取足三里、涌泉等穴位，将点燃的艾条悬于穴位上，与皮肤保持 2 ~ 3 厘米的距离，每个穴位灸 10 ~ 15 分钟，每日 1 次。

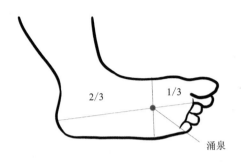

【功　　效】温经，通络，止痛。

【注意事项】面部、体表大血管部和关节肌腱部不宜施灸，孕妇腰骶部和腹部不宜施灸。

妙招三：移情疗法

家人多与孕妈妈沟通，引导其将消极情绪宣泄出来，平时多观看一些轻松愉快的电视节目、电影、书报等，将其注意力集中到其他事情上，保持积极乐观的情绪。

 小杏食谱

1. 石榴姜茶饮

【原　　料】鲜石榴 2 个，生姜、茶叶各适量。

【做　　法】将石榴去皮捣烂绞汁，与姜、茶一起加水同煎。

【用　　法】代茶饮，连饮1~2周。

【功　　效】生津止渴，润肠止痛。

2.绿梅茶

【原　　料】绿茶、绿萼梅各6克。

【做　　法】将绿茶、绿萼梅一起放入杯内，用沸水冲泡，稍焖即成。

【用　　法】代茶频饮。

【功　　效】理气，解郁，止痛。

3.糯米粉鸡蛋糕

【原　　料】糯米粉40克，鸡蛋2个。

【做　　法】将鸡蛋打碎，与糯米粉搅匀，蒸熟即成。

【用　　法】温服，每日1次。

【功　　效】补脾，保胎。

小杏叮嘱

小杏：平时您还应该注意以下几点。

(1)注意调畅情志，保持精神舒畅，情绪稳定，避免过度紧张、焦虑等不良心理负担。

(2)合理饮食，多食清淡、易消化、营养丰富的食物，避免生冷寒凉之物。

(3)注意休息，避免劳累和剧烈活动，不可提重物。

(4)为了安全起见，怀孕前后3个月，严格禁止性生活，孕中期孕妇胎儿各项检查正常，可以适当进行有节制的性生活，注意避免压迫孕妇的腹部。

（5）若腹痛非常剧烈，并且持续时间长，伴有阴道流血及其他症状，应警惕先兆流产、胎儿宫内缺氧及其他异常情况，须立即就医。

 专家提醒

（1）对于妊娠早期的女性，出现腹痛且有不同程度的阴道出血，应该警惕先兆流产的可能，应该及时去医院就诊，进行保胎治疗。

（2）对于妊娠中晚期的女性，大多数腹痛为生理性的宫缩痛，无需处理，如果宫缩较为剧烈，胎儿胎动变化明显，应该警惕胎儿宫内缺氧等可能，应及时就诊。

（3）其他疾病引起的腹痛：如果孕妈妈吃了变质或过于生冷刺激的食物，会导致肠痉挛，从而引起小腹疼痛。另外，急性胃肠炎、急性胰腺炎、盆腔炎、子宫肌瘤等疾病可能也是导致怀孕初期小腹痛的原因，应及时就医治疗。

第三节　先兆流产

妊娠8周的张女士上厕所时发现内裤上有血渍，在家人陪同下去了医院。检查完后，医生告诉张女士，这是先兆流产的表现，目前孕妈妈和胎儿情况暂时稳定。

71

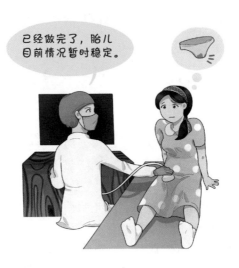

 小杏答疑

张女士：我怀孕 8 周了，今日上厕所时发现内裤有点血，医生说是先兆流产，什么是先兆流产？

小杏：怀孕阴道流血，首先我们要考虑是孕早期、孕中期，还是孕晚期。您属于孕早期阴道流血，我们首先要考虑是先兆流产，即中医所说的胎漏。先兆流产指妊娠 28 周前，出现少量阴道流血，和(或)下腹疼痛。检查子宫大小与停经周数相符，宫颈口未开，胎膜未破，妊娠囊未排出。

张女士：哪些原因可以导致先兆流产呢？

小杏：先兆流产主要有以下几个原因。

(1)遗传因素：若夫妻中存在染色体异常，会导致胚胎出现明显的变异现象。

(2)全身性疾病：如胎儿缺氧、胎盘感染，或孕妈妈患有严重的内科疾病、肝肾功能损害或者凝血功能障碍等。

（3）内分泌因素：如黄体功能不全，多囊卵巢综合征、高泌乳素血症，甲状腺功能低下等。

（4）情绪异常：过度紧张焦虑、恐惧等不良情绪可导致流产。

（5）外界刺激因素：如居住环境中的有害物质、噪音的刺激、性生活不正确、不良生活习惯等。

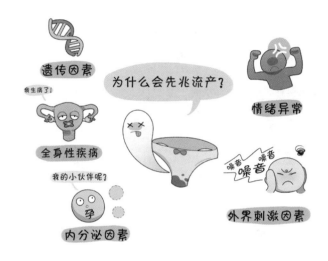

小杏支招

妙招一：中药泡脚

【操作方法】用菟丝子、桑寄生、杜仲、黄芪、青盐各 20 克煎水 4000~5000 毫升，每日 1 次，水温 38~40℃泡 25~30 分钟，连续 5~7 日。

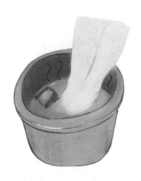

【功　　效】宁心安神，缓解疲劳。

妙招二：脐疗

【操作方法】苎麻根、杜仲、补骨脂各等份，研细末，每次取药 10 克，用温开水调成糊状，贴敷于肚脐上，纱布覆盖，胶布固定。每次保留 4~6 小时，每日 1 次。

妙招三：五行音乐疗法

让孕妈妈聆听平缓、柔和的角调音乐和羽调音乐，如《姑苏行》《春风得意》《江南丝竹乐》《梁祝》《二泉映月》《汉宫秋月》等，每晚睡前听 1 次，每次 30 分钟，连续 30 日。播放时引导孕妈妈调整心态，保持深呼吸，使全身肌肉与精神得到完全放松。

 小杏食谱

1. 鲤鱼粥

【原　　料】鲤鱼 1 条（500 克左右），苎麻根 20 克，糯米 50 克，葱、姜、油、盐各适量。

【做　　法】将鲤鱼洗净、切片、煎汤，再取苎麻根加水

200毫升，煎至100毫升左右，去渣取汁，加入鲤鱼汤中，并加糯米、葱、姜、油、盐各适量，煮成稀粥即可。

【用　　法】早晚温热食用。

【功　　效】安胎，止血，消肿。

2.葡萄干粥

【原　　料】葡萄干50克，粳米约500克。

【做　　法】将原料淘洗两遍，用砂锅煮成稀粥即可。

【用　　法】早晚温热食用。

【功　　效】补益气血。适用于气血虚弱、胎动下坠者。

3.山药杜仲粥

【原　　料】鲜山药90克，杜仲6克，苎麻根15克，糯米80克。

【做　　法】杜仲和苎麻根用纱布包好，山药、糯米洗净，共煮成粥，去药包调味服用。

【用　　法】早晚温热食用。

【功　　效】补益肝肾，养血安胎。

 小杏叮嘱

小杏：平时应注意以下几点。

（1）保持心情舒畅，切忌抑郁、生气，避免受惊吓。以尊重孕妇为核心，沟通语气需温和。

（2）孕期避免劳累、搬重物、登高及剧烈活动。

（3）饮食均衡、营养且易于消化，少食或不食辛辣之品，避免寒凉生冷、油腻及含糖的食物。

（4）保持居室环境的安静、整洁。养成良好的生活习惯，不熬夜，保证充足的睡眠，不喝浓茶、咖啡等饮料，适当进行散步等运动。

（5）保胎期间避免性生活。

（6）注意会阴部卫生，预防感染，避免不必要的盆腔检查。

（7）有习惯性流产者，一旦怀孕，要选择合理有效的保胎方法。

 专家提醒

（1）先兆流产患者经休息及治疗后阴道流血及腹痛症状消失，可继续妊娠。

（2）若安胎失败，应尽快下胎益母，随后积极查找病因。若为父母遗传基因缺陷或胚胎基因缺陷等，非药物或手术所能奏效；若为其他病因，应经过药物或手术纠正后，方可再次怀孕，以免滑胎的发生。

（3）先兆流产的诱因非常复杂，有些先天因素（如遗传引起的染色体异常等）难以预防。在妊娠期间，尽可能保持身心健康，避免外界刺激和感染，或许有助于降低流产风险。

第四节　妊娠眩晕

32岁的张某，怀孕7个月。近1个月来，血压一直维持在140/92 mmHg①左右，经常感觉到头晕目眩，视物模糊，甚至还差点摔倒，真是惊险。

---

①　1 mmHg≈133.32 Pa。

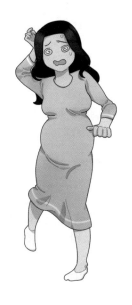

 小杏答疑

　　张某：小杏护士，我最近总是感觉头晕目眩，您看我这是怎么了呢？

　　小杏：您好，您这是妊娠眩晕的表现，它的主要症状就是头晕目眩，轻者除血压升高外无明显异常，重者伴有头痛、耳鸣、视物模糊、浮肿、胸闷、心烦、恶心等症状。

　　张某：我平时身体挺好的，怀孕之后也很注意，怎么会发生妊娠眩晕呢？

　　小杏：引起妊娠眩晕的因素有很多，如低血糖、缺氧、贫血、低血压、高血压等都会导致妊娠眩晕。不过，您不要太担心，及时正确治疗，加强孕期护理，预后大都良好。

小杏支招

妙招一：五行音乐疗法

【操作方法】可以多听一些柔和、舒缓的角调音乐以缓解眩晕，如《春之声圆舞曲》《蓝色多瑙河》《江南丝竹乐》《胡笳十八拍》等。具体操作方法见第二章第一节。

妙招二：妊娠眩晕保健操

【操作方法】

（1）姿势：坐于舒适的靠背椅上，两腿分开，与肩同宽，两臂自然下垂，全身放松，两眼平视，均匀呼吸。

（2）左顾右盼：头转动 15 次（先向左，后向右），动作宜慢，幅度以自觉酸胀为宜。

（3）前后点头：头先前再后，前俯时颈项尽量前伸拉长，以自觉能够承受为宜，重复 15 次。

（4）旋臂舒颈：双手置两侧肩部，掌心向下，两臂先由后向前旋转 10~15 次，再由前向后旋转 10~15 次。

　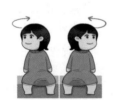　　

姿势　　　　左顾右盼　　　　前后点头　　　　旋臂舒颈

（5）放眼观景：双手放于胸前，眼看前方 5 秒。

【注意事项】此操作不宜在眩晕发作时进行，建议选择在眩晕缓解或稳定时进行。

妙招三：头部按摩

【操作方法】取平卧姿态，用热毛巾敷脸 3 分钟，然后用双手拇指揉按太阳穴、风池穴，各 3 分钟，再用拇指按压百会穴 3 分钟，每日 1 次。

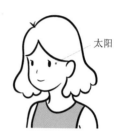
太阳
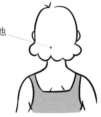
风池
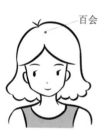
百会

【功　　效】促进头部血液循环，缓解头晕目眩。

【注意事项】揉按手法应持久、均匀、柔和、有力，力度以能够承受为宜。

 小杏食谱

1. 天麻老鸭汤

【原　　料】天麻 30 克，老鸭 500 克，生姜 3 片。

【制　　作】老鸭切块后氽水捞出，锅中入水，将天麻、生姜切片，放入鸭块、天麻片和姜片，小火炖煮 3 个小时，吃时用少许食盐调味。

【用　　法】分 2 次佐餐食用，每周 1~2 次。

【功　　效】平肝滋阴。适用于头晕、血压稍高者。

2. 芹菜红枣汤

【原　　料】芹菜 200~500 克，红枣 60~120 克。

【制　　作】将芹菜全株洗净(不去根叶)，切成小段，与洗净的红枣一同放入锅中，加水 500~1000 毫升，炖煮 30 分钟。

【用　　法】代茶饮。

【功　　效】平肝清肝，养血宁心。适用于贫血引起的头痛、头晕、心神不宁者。

3.菊花绿茶饮

【原　　料】菊花 3 克，槐花 3 克，绿茶 3 克。

【制　　作】将菊花、槐花、绿茶放入瓷杯中，用沸水冲泡，密闭浸泡 5~10 分钟。

【用　　法】代茶频饮。

【功　　效】平肝清热，明目止痛。适用于眩晕耳鸣、头痛目胀者。

小杏叮嘱

小杏：预防妊娠眩晕，您还要注意以下几点。

(1)保持情绪稳定，避免受精神刺激。

(2)饮食宜清淡，宜食富含钙、铁、维生素等营养丰富的食物，每日食盐少于 6 克，如有贫血，可多吃动物肝脏、动物血、黑木耳、菠菜、红枣等食物。

(3)定期到医院产检，定期吸氧，防止胎儿缺氧，有条件者可在家备吸氧机。

(4)时刻要有陪人陪伴，避免去封闭、拥挤的地方，外出不宜乘坐高速车、船，避免登高等，洗澡时不要锁门。

(5)眩晕发作时，要尽量卧床休息，避免头部转动，加重眩晕。

专家提醒

(1)妊娠期间出现的头晕目眩，与之关系密切的是妊娠期高血压疾病、妊娠合并贫血。

(2)贫血引起的眩晕，根据贫血病因予以相应治疗，加强营养，定期进行产前检查。

(3)高血压引起的眩晕，应结合孕妇症状、胎儿情况及相关理化检测，积极采取药物治疗，若头晕眼花，头痛剧烈，往往是子痫的前期症状，应及时就医。

第五节　妊娠双下肢水肿

小丽怀孕已经将近8个月了，最近身体越来越胖，尤其是脚肿得厉害，鞋码增大了几个号，散步或者蹲厕所后肿得更加厉害，休息后能缓解。小丽想了解一下这种情况是否正常，在家人的陪同下来到了中医护理门诊咨询小杏护士。

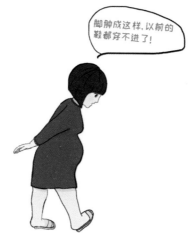

小杏答疑

小丽：小杏，您看我的脚肿得比较厉害，这是怎么回事呢？

小杏：您这是妊娠水肿，一般是指妊娠中晚期，下肢、面目等部位发生浮肿。我国约有 40% 的准妈妈在妊娠中晚期会出现下肢肿胀，经常站立工作的准妈妈症状更加明显。

小丽：为什么怀孕后会发生水肿呢？

小杏：孕期出现水肿可能是由以下 3 种情况引起。

(1) 过胖的"肿"：这是由于营养过剩出现的臃肿状态。

(2) 生理性水肿：这是随着胎儿发育、子宫增大，压迫静脉，使血液回流受阻导致。如果休息后能够自行消退，没有其他不适者，可不必治疗。

(3) 病理性水肿：这是由妊娠期高血压或其他方面的疾病引起的，通常由踝部开始，逐步发展到小腿、大腿甚至腹部，用手轻按，肌肤下陷，没有弹性，肤色暗蓝，此时应及时就医。

小丽：那我这种情况属于正常现象，不需要处理吗？

小杏：如检查无异常，则不需要处理，但是我可以教您几个妙招，有利于缓解下肢水肿。

 小杏支招

妙招一：腿部按摩

【操作方法】

(1) 洗完脚后在脚上涂抹按摩油，亲属用双手轻轻地包住脚后，从脚背向脚趾方向推。

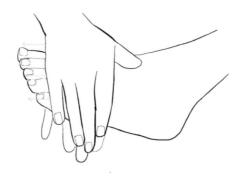

（2）亲属抓住脚趾尖以画圆方式进行按揉，然后向外拉脚趾。

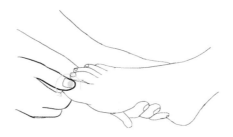

（3）亲属用拳头压住脚掌凹进去的部位，从上往下推。

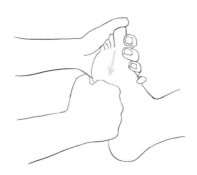

（4）亲属抓住膝盖，拇指用力，以小螺旋的方式按揉。

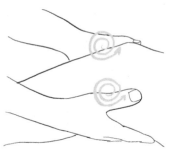

（5）亲属两手从侧面抓住两脚，用拇指点压整个脚掌。

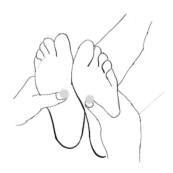

（6）亲属从踝部向膝盖的方向轻轻按摩，使聚集的肌肉舒张。

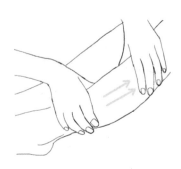

妙招二：中药泡脚

【操作方法】苦参 20 克，黄柏 20 克，龙胆草 10 克，防风 10 克，加水 3000~5000 毫升，烧开后再煎 15 分钟，每晚睡前泡脚 25~30 分钟，泡脚时要注意水温保持在 38~40℃为宜。

 小杏食谱

1. 鲤鱼冬瓜羹

【原　料】鲤鱼 250 克，冬瓜 1000 克，葱白 10 克。

【制　作】冬瓜洗净后，削皮（勿丢），去瓤切块；将鲤鱼刮鳞，去鳃，去内脏，洗净，加适量水入锅内武火先煮，去骨；将冬瓜、冬瓜皮、葱白放入锅内，再加适量水，继续煮至瓜熟、肉烂、汤稠为度；捞出冬瓜皮、葱白不食。

【用　法】佐餐食用，每日 1 次。

【功　效】健脾，利水，养胎。

2. 黄芪三皮饮

【原　料】黄芪 30 克，冬瓜皮 30 克，茯苓皮 30 克，生姜皮 10 克，白糖适量。

【制　作】将黄芪、冬瓜皮、茯苓皮、生姜皮加水 500 毫升，煎取 300 毫升，去渣，加白糖适量。

【用　法】早晚分服，每日 2 次。

【功　效】补脾益气，利湿行水，行气消肿。

3. 茯苓山药大枣粥

【原　料】茯苓粉 25 克，山药粉 25 克，大枣 10 枚，粳米

100 克。

【制　　作】将粳米淘洗干净，大枣洗净，放入锅中，加水适量煮粥，待粥半熟时，加入茯苓粉、山药粉，粥稠时即可。

【用　　法】早晚温服，每日 2 次。

【功　　效】健脾和胃，渗湿利水。

 小杏叮嘱

小杏：预防妊娠水肿，您还应该注意以下几点。

（1）保持心情愉悦，避免过度紧张、焦虑。

（2）每日食盐摄取量不超过 6 克，建议食用鸡蛋、牛奶、瘦肉、鱼、豆类等富含优质蛋白的食物。

（3）建议穿宽松、舒适的棉质衣服，透气轻便、鞋码合适的鞋子，可以选择孕妇专用的袜子，长期站立或是保持坐姿的孕妇可以考虑穿孕妇弹性（裤）袜。

（4）平躺或睡觉时可以把双腿稍微抬高，有助于血液回流到心脏、消除水肿。

 专家提醒

孕期生理性水肿很常见，一般夜间休息或抬高双腿后可以缓解，孕妇无需太担心，但出现以下情况请及时就医。

（1）一夜睡眠后水肿仍未消失，或向上发展，范围超过膝盖，甚至累及全身，常是妊娠期高血压疾病向严重阶段发展的征兆。

（2）当体表浮肿不明显而体重增加每周超过 0.5 千克或每个月超过 2.3 千克时，要警惕隐性水肿。

（3）水肿伴有血压升高（高于 140/90 mmHg），出现头痛、头晕等症状时，要谨防妊娠期高血压。

第六节　妊娠期高血压

文女士今年 22 岁，怀孕 7 个月，最近总是感到头晕，在家人的陪同下，文女士来到医院检查，测量血压为 149/95 mmHg。

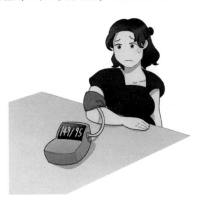

小杏答疑

文女士：小杏，我最近总是感觉头晕，请问这是不是跟我血压高有关呢？

小杏：是的，跟妊娠期高血压有关。

文女士：这是什么病？严重吗？

小杏：妊娠期高血压是妊娠期间特有的一种疾病。它是指怀孕后出现的以血压升高、水肿、蛋白尿为主要表现的一种疾病。孕妇还会出现头晕、头痛、上腹部不适、胸闷及恶心呕吐等，严重者可出现抽搐、昏迷等症状，是影响母婴健康的主要原因之一。

文女士：我平时身体挺好的，也不是高龄产妇，为什么怀孕后血压就升上去了呢？

小杏：妊娠期高血压的病因目前尚不明确，是多种原因综合作用导致全身小动脉痉挛而形成的。它的高危因素有孕妇年龄大于 40 岁，多胎妊娠，高血压病史及家族史，辅助生殖技术受孕，伴有各种疾病（抗心磷脂抗体综合征、慢性肾病、糖尿病等），血栓疾病史，肥胖等。这些高危人群，一定要加强孕期检查，防止其发展为重症。您目前的情况属于轻度高血压，通过积极治疗，加强监测，是可以得到改善的。

 小杏支招

妙招一：五行音乐疗法

【操作方法】在睡前常听柔和、舒缓的音乐，如中医五行养生角调音乐《春之声圆舞曲》《蓝色多瑙河》《江南丝竹乐》《胡笳十八拍》等。

【功　　效】宁心安神。

妙招二：耳郭按摩

【操作方法】双手拇指、示指分别捏着双耳耳轮，从上至下揉搓耳郭 8~16 次，直至耳郭发红发热，每日早晚按摩 1 次。此法通过揉搓耳郭降压沟以助降压。

【操作图解】

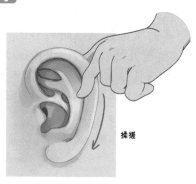

揉搓

妙招三：推拿疗法

【操作方法】①抹桥弓 20 次；②抹前额 20 次；③按揉印堂、睛明穴各 20 次；④自额角发际起由前向后推擦颞部 20 次；⑤在头顶自前向后节律性地反复叩击 3~5 次；⑥拿捏两侧肩颈 3~5 次；⑦按揉曲池、足三里穴各 20 次。上述动作每日可以做 1~2 次。

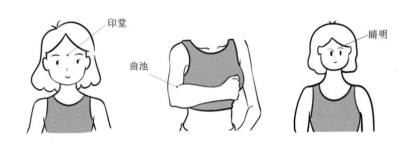

印堂

曲池

睛明

 小杏食谱

1.车前子粥

【原　　料】车前子 15 克，粳米 100 克。

【制　　作】将车前子以布包煎，取汁与粳米同煮为粥即可。

【用　　法】空腹食用，每日 1 次。

【功　　效】降压，利尿。

2.芹菜荸荠汁

【原　　料】芹菜 100 克，荸荠 100 克。

【制　　作】将芹菜、荸荠洗净，榨汁服用。

【用　　法】分早晚 2 次服用。

【功　　效】降压，补益脾胃。

3.莲心菊花茶

【原　　料】莲子心9克，菊花6克。

【制　　作】将莲子心、菊花用沸水冲泡15~30分钟。

【用　　法】代茶饮。

【功　　效】清热泻火，降压。

 小杏叮嘱

小杏：预防妊娠期高血压，您还应该注意以下几点。

（1）饮食管理：膳食均衡，营养丰富，少吃动物脂肪，控制热量和体重，适当增加富含蛋白质、维生素及铁、钙、锌等食物的摄入量，必要时就医。怀孕期间控制体重，12周内体重增加不超过2千克，12周以后体重增加每周不超过0.5千克。

（2）保证充足的睡眠，每日应有8小时的睡眠，中午适当休息。建议多采取左侧卧位休息以增加胎盘血液供应。

（3）保持情绪稳定，遇事不要急躁，避免诱发和加重妊娠期高血压。

（4）定期产检，家中自备血压计，血压超过140/90 mmHg，或出现头晕、眼花、眩晕、恶心、呕吐、尿量和排尿次数减少、视物模糊等症状时，应立即就医。

 专家提醒

先兆子痫、子痫是重度妊娠期高血压最严重的阶段，它除了出现高血压、蛋白尿、水肿外，还伴有头痛、眩晕、恶心、呕吐，甚至抽搐、昏迷等症状，直接关系到母婴安危。所以，一定要加强产前保健，有妊娠期高血压的孕妇们可以根据病情需要适当增加产前检查次数，密切关注孕期身体变化，防止妊娠期高血压发展为重症。

第七节　妊娠心烦

朱女士怀孕 34 周了，最近总会莫名其妙地心烦，看什么都不顺眼，动不动发脾气，有时还头晕、两侧肋骨胀痛，亲属不放心，于是带朱女士去医院检查，但并未查出异常。

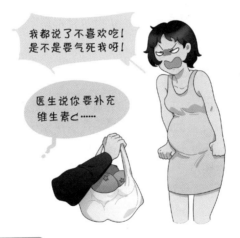

小杏答疑

朱女士： 我最近脾气很差，有时还头晕眼花，两侧肋骨胀痛，检查却没发现异常，请问这是怎么回事？

小杏： 许多孕妈妈在妊娠期间出现烦闷不安，郁郁不乐或烦躁易怒等现象，中医上称为妊娠心烦，也称为子烦。

朱女士： 我为什么会这样呢？

小杏： 妊娠心烦主要与怀孕后内分泌功能发生变化，引起自主神经功能紊乱有关。另外，怀孕是一个比较漫长的过程，机体多种机能的变化会使孕妈妈感到一些不适，不适症状明显时，孕妈妈表现为烦躁不安、抑郁、情绪波动过大等。请您不要过于紧张，我来教您几个缓解郁闷的妙招吧。

 小杏支招

妙招一：五行音乐疗法

【操作方法】聆听柔和、舒缓的音乐，以宫调的曲目为主，如《春江花月夜》《汉宫秋月》《平湖秋月》《胡笳十八拍》等，节奏平缓、轻柔悦耳，音调稍调低，时间长短根据个人情况而定，可调节情绪，放松心情。

妙招二：穴位按摩

【操作方法】太冲、行间穴是肝经的穴位，晚上 9～11 点是肝经经气运行最旺盛的时段，此时，先用热水泡脚，然后按揉两侧太冲、行间穴，每个穴位 3 分钟，以出现酸胀或者胀痛为度，每日 1 次，连续按摩 7 日为 1 个疗程。按揉太冲穴可以调节烦躁、抑郁的情绪，避免情绪波动过大。

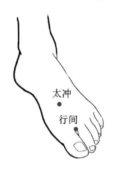

小杏食谱

1. 豆豉猪心

【原　料】猪心 1 个，淡豆豉 15 克，葱白、生姜、酱油、麻油各适量。

【制　作】将猪心冲洗干净，切片备用；将淡豆豉放入锅中，加清水煮约 10 分钟，再加入猪心，煮至熟透后捞出；加葱白、生姜、酱油、麻油，拌匀即可食用。

【用　法】分早晚 2 次服用，每周 2~3 次。

【功　效】补心安神。适用于心血不足、惊悸、怔忡、忧烦等患者。

2. 银耳莲子汤

【原　料】莲子 50 克，银耳 30 克，红枣 20 克，枸杞子 20 克，冰糖适量。

【制　作】将莲子、银耳加水浸泡 1 小时后放入锅中，加适量清水炖煮熟烂，将红枣、枸杞子加入同煮，起锅前加入冰糖，即可食用。

【用　法】分早晚 2 次服用，每周 2~3 次。

【功　效】补脾健胃，清凉除烦，养心安神。适用于心神不宁、烦躁、忧郁等患者。

3. 驴肉汤

【原　料】黑驴肉 500 克，豆豉、黄酒、食盐各适量。

【制　作】黑驴肉洗净、切块，放入锅中，加豆豉、黄酒、食盐及清水，旺火烧沸后再小火煮至熟烂即成。

【用　　法】分早晚 2 次服用，每周 2~3 次。

【功　　效】补血益气。适用于虚弱劳损、心烦者。

 小杏叮嘱

小杏：平时您还应该注意以下几点。

（1）自我调节：保持轻松愉快的心情，选择适合自己的放松模式，与家人、朋友聊天，看喜剧片等。

（2）适当锻炼：可每日散步、打太极拳等，运动不宜过量，劳逸结合，以不引起疲劳为度。

（3）健康饮食：饮食营养丰富，品种多样，清淡易消化，忌辛辣刺激、油腻之品，可适当多吃柑橘、萝卜、西红柿等食物。

 专家提醒

孕妇的心情对胎儿是有一定影响的。有研究指出，当母体情绪变化时，由神经系统控制的内分泌腺就会分泌多种激素，这些激素经过血液循环直接进入胎盘，使胎盘的血液成分发生变化，从而刺激胎儿的活动。如果孕妇长期过度紧张或经常出现发怒、恐惧、痛苦、惊吓、忧虑、烦躁等不良情绪，可能对胎儿下丘脑造成不良影响，致使日后患精神疾病的概率增加。故孕妇应及时调整自己的情绪，同时，亲属应多关心、理解孕妇，这样有助于孕妇及胎儿的身心健康。

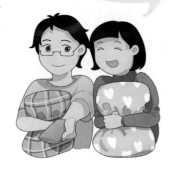

第八节　妊娠期糖尿病

刘女士，28 岁，停经 26^{+6} 周，去医院体检，测空腹血糖为 7.6 mmol/L，第 2 日，刘女士再次去医院复查，空腹血糖为 8.1 mmol/L，被初诊为妊娠期糖尿病。

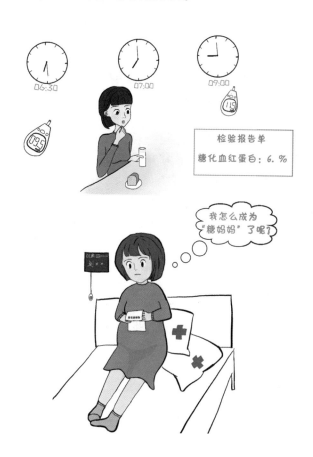

小杏答疑

　　刘女士：小杏，医生说我得了妊娠期糖尿病，这是怎么一回事啊？

　　小杏：妊娠期间两次或两次以上空腹血糖≥5.1 mmol/L，医学上称为妊娠期糖尿病，主要表现为口渴多饮、饥饿多食、排尿增加及视力模糊等。一般情况下，胎儿出生后母体的血糖会降至正常水平。

　　刘女士：我怀孕之前什么病都没有，为什么怀孕后会患这种病呢？

　　小杏：这是因为怀孕后，胎盘产生的激素和体重增加可能导致体内胰岛素抵抗增强，孕妈妈无法产生足够胰岛素来维持血糖水平在目标范围内，就出现了血糖水平的持续增高。孕妈妈会患上此病，其实离不开这几个危险因素：①有糖尿病家族史；②孕前超重或肥胖；③怀孕时年龄为35岁及以上；④生育过巨大胎儿（出生体重≥4000克）；⑤曾患有妊娠期糖尿病；⑥多囊卵巢综合征；⑦反复霉菌性阴道炎；⑧反复自然流产史等。

　　刘女士：这个病对我和胎儿有影响吗？

　　小杏：会有影响。首先，胎儿可能会生长过大，导致分娩时困难，还可导致胎儿出生后低血糖。不过，通过积极治疗，大多数妊娠期糖尿病妈妈的血糖能理想控制，产下健康的宝宝。其次，有妊娠期糖尿病史的女性将来患2型糖尿病的概率会增加，所以要加强孕期保健、科学饮食，并适当增加体育锻炼，合理控制体重，降低2型糖尿病的发病风险。

小杏支招

妙招一：五行音乐疗法

【操作方法】 在睡前或者运动时听柔和、舒缓的音乐，如中医五行养生音乐中角调式乐曲《姑苏行》《鹧鸪飞》；宫调式乐曲《平湖秋月》《月儿高》。聆听音乐可以缓解紧张、焦虑情绪，有利于孕妇及胎儿健康。

妙招二：八段锦功法

【操作方法】 八段锦功法共八式，其中"摇头摆尾去心火"和"双手攀足固肾腰"的动作弯腰幅度过大，孕妇由于特殊的生理情况，不适宜练习这两式。八段锦功法其他六式的动作可每日练习 1 次，每次约 30 分钟。

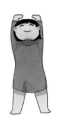
两手托天理三焦

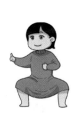
左右开弓似射雕

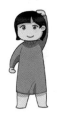
调理脾胃须单举

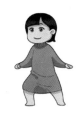
五劳七伤往后瞧

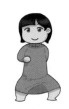
攒拳怒目增气力

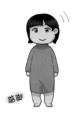
背后七颠百病消

【注意事项】孕妇餐后 1 小时开始运动，每次运动时间控制在 30 分钟左右，运动强度适宜，运动后休息 30 分钟。

 小杏食谱

1. 怀山药南瓜汤

【原　料】怀山药 50 克，南瓜 200 克，葱、盐、植物油各适量。

【制　作】将南瓜洗净，切成宽度约 2 厘米、长度约 4 厘米的条状物，将怀山药洗净，切片，葱切花；炒锅置武火上烧热，放入植物油，六成热时，放入葱花炸香，加水 1000 毫升，放入南瓜、怀山药、盐；武火烧沸，文火炖煮 35 分钟。

【用　法】每日 1 次，佐餐食用，或以瓜代饭。

【功　效】益气血，止消渴。

2. 山药薏米粥

【原　料】山药粉 30 克，薏苡仁 30 克。

【制　作】用温水浸泡薏苡仁 2~3 小时，加适量清水熬煮，将熟时调入山药粉，用文火继续煮至粥熟。

【用　法】早晚餐温服。

【功　效】降血糖，健胃消食。

 小杏叮嘱

小杏：平时您还应该注意以下几点。

（1）饮食管理：食物宜清淡、易消化，富含维生素和微量元素。①饮食以水果蔬菜为主，相应地增加粗粮（如玉米、红薯、紫薯、纯荞麦、燕麦片、杂粮杂豆等）的摄入量。②增加优质蛋白质(如牛奶、鱼、豆制品)的摄入量,控制饮食中脂肪的摄入量。③忌含糖的食物。④少吃或不吃辛辣刺激、生冷油腻及烧烤熏制的食物。

(2)运动管理:运动锻炼的前提是监测胎动正常。①运动方式:散步(最安全)、传统保健操及瑜伽等。②运动时间:餐后30分钟开始运动,每次运动30分钟,运动后休息,监测胎动和血糖。③运动频率:每周3~4次,避免连续2日不运动或久坐(>90分钟)。

(3)规律作息:注意休息,劳逸结合,避免熬夜。

(4)情绪管理:保持心情愉悦,避免忧思烦恼等不良情绪。

(5)体重管理:孕妇体重增长维持在合

理范围内,能降低孕期并发症如妊娠期糖尿病的风险,减少巨大儿、早产、胎儿窘迫、新生儿低血糖等情况的发生,所以每位孕妈妈都要关注自己的体重变化,做好体重管理。建议家中备好体重秤,每周至少测量一次体重,并准确记录。

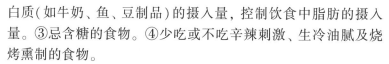

(1)孕妇应该在妊娠期第24~28周筛查有无妊娠期糖尿病,可采用口服葡萄糖耐量试验(OGTT)诊断该病。

(2)妊娠期糖尿病孕妇的目标血糖为:孕妇无饥饿感,空腹血糖为3.3~5.3 mmol/L,餐后1小时血糖≤7.8 mmol/L,餐后2小时血糖为4.4~6.7 mmol/L。在给予饮食调整、运动干预1~2周后,若空腹或餐前血糖≥5.3 mmol/L,或餐后2小时血糖≥6.7 mmol/L,或调整饮食后出现饥饿性酮症,增加热量摄入后血糖又超过妊娠期标准者,建议接受药物治疗,且优先选择胰岛素。

(3)加强孕期母儿监护，注意孕妇血压、水肿、尿蛋白情况。

(4)学会监测血糖，家中自备血糖检测仪，遵医嘱定期产检。

第九节　妊娠咳嗽

小玉怀孕 6 个月了，孕前就有慢性咳嗽史，怀孕后经常咳嗽，尤其是晚上咳得比较厉害，常常无法入眠，睡眠严重不足。现在是抱着肚子咳嗽，不敢用力，一用力就会漏尿，最怕宝宝提前"报到"。因为不敢服药，小玉被咳嗽折磨得寝食难安。

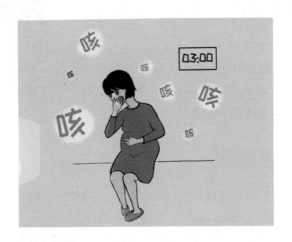

小杏答疑

小玉：小杏，我最近总是咳嗽，也不敢吃药，但是又怕咳嗽更严重，太痛苦了，您看我这是怎么了？

小杏：妊娠期间，咳嗽或久咳不已者，称为妊娠咳嗽，也叫子嗽、子咳。在临床上，妊娠咳嗽是非常常见的，可发生于一年四季，而孕妈妈及其家人往往因害怕用药会影响胎儿的发育而延误治疗，导致病情加剧。

小玉：那为什么我会得妊娠咳嗽呢？

小杏：引发咳嗽的因素有很多，常见的有以下几点。

（1）疾病因素：呼吸系统疾病，是妊娠咳嗽最常见的原因，常见于上呼吸道感染、支气管炎、肺炎、哮喘等。炎症反应会刺激支气管黏膜，导致支气管痉挛，从而发生咳嗽，刺激支气管纤毛蠕动，出现咳嗽、喘憋等症状。

（2）非疾病因素：空气过于干燥、新家具散发的刺激性气味、动物毛屑等容易诱发咳嗽；孕妇免疫功能偏低，外感风寒，引起呼吸道感染而咳嗽；饮食不注意，贪凉饮冷，或者环境中温湿度发生变化时会刺激呼吸系统，导致咳嗽；情绪过度紧张、恐惧、焦虑不安等症状会刺激大脑皮质，引起迷走神经兴奋，刺激气管黏膜导致咳嗽。

小玉：那我这种情况严重吗？

小杏：孕期咳嗽可能会伴有腰酸、腹痛、小腹坠胀等症状，长期咳嗽不仅影响您的身体健康和生活质量，还可能影响到胎儿，严重时甚至可能导致小产，所以不可掉以轻心。我教您一些缓解咳嗽的妙招吧。

 小杏支招

妙招一：中药泡脚

【操作方法】取艾叶 100 克左右，放入 3000~5000 毫升沸水中，熬煮约 15 分钟，待水温降至 38~40℃，将双脚置于药液内浸泡，每晚睡前 1 次，每次 25~30 分钟，泡至微出汗为佳。

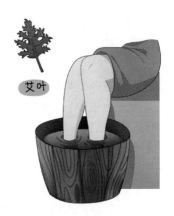

艾叶

【功　　效】温经散寒。适用于外感风寒导致的咳嗽患者。

【注意事项】血管性疾病(如下肢静脉曲张)患者水温不要超过38℃，局部皮肤损伤者禁止泡脚。

妙招二：艾灸疗法

【操作方法】选择大椎、肺俞、膻中穴，将点燃的艾条悬于穴位上，与皮肤保持2~3厘米的距离，或者将艾条放入艾灸盒进行熏灸，每个穴位灸10~15分钟，直至皮肤温热发红，每日1次。

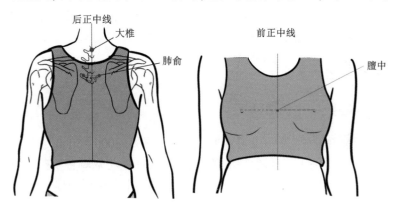

【功　　效】止咳平喘。

【注意事项】孕妇腰骶部和腹部不宜施灸。

 小杏食谱

1. 饴糖白果汤

【原　　料】饴糖 120 克，白果 15 克。

【制　　作】白果去壳，加入饴糖，放入 200 毫升水，煮沸。

【用　　法】每日 1 剂，分 2 次食用，服用 7~10 日。

【功　　效】健脾和胃，祛痰止咳。

2. 紫苏鸡蛋汤

【原　　料】紫苏 100 克，鸡蛋 2 个。

【制　　作】将紫苏和带壳的鸡蛋加入锅中，加水煮至蛋熟，去鸡蛋壳再煮 20 分钟。

【用　　法】每日 1 剂，分 2 次吃蛋喝汤，服用 7~10 日。

【功　　效】散寒解表，止咳安胎。

3. 冰糖川贝梨汤

【原　　料】梨 1 个，冰糖 2~3 粒，川贝母 5~6 粒。

【制　　作】靠梨柄部将梨横断切开，挖去核后放入冰糖、川贝母(川贝母要敲碎成末)，把梨放入碗里，隔水蒸 30 分钟左右即可。

【用　　法】早晚温服，连服 7 日。

【功　　效】润肺，止咳，化痰。

小杏叮嘱

小杏：平时您还应该注意以下几点，以预防咳嗽。

(1)注意四时气候变化，随着气温的冷暖及时增减衣被，避免外邪侵袭。汗多时要及时擦汗更衣。

(2)保持室内空气清新，温湿度适宜，避免尘埃和烟雾等刺激。

(3)适当锻炼，增强体质，可根据自身体质及爱好选择活动项目，如散步、呼吸操、孕妇瑜伽等。

(4)多饮温开水，饮食应避免油腻、煎炸、生冷、辛辣刺激之物，以免加重病情。

(5)保持心情愉悦，避免精神刺激。

 专家提醒

(1)若久咳不已，或者失治、误治，或有习惯性流产病史的患者，病情进一步发展，咳嗽剧烈，引发喘证，损伤胎气，可导致先兆流产，甚至堕胎、小产，预后差。

(2)如果孕妇出现以下情况须立即就医：妊娠期间出现咳嗽、呼吸困难、喘憋、咳痰等症状；出现持续性咳嗽，不易停止，伴有反复加重的倾向；突发不能停止的咳嗽，伴有腹部疼痛或阴道流血。

第十节　妊娠便秘

田女士素有便秘的毛病，怀孕后更严重了，经常三四日才解一次大便。每日总感觉肚子胀胀的，有便意，但在马桶上坐很久都解不出。最近脸上也开始长痘痘了，田女士十分焦虑，担心胎儿的健康。

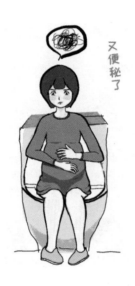

 小杏答疑

田女士：小杏，我现在好几日才解一次大便，并且经常觉得肚子胀胀的，难受极了，您看我这是怎么回事啊？

小杏：您这是妊娠便秘。妊娠便秘是指排便间隔时间超过自身的习惯1日以上，或两次排便时间间隔3日以上。大便粪质坚硬而排出困难，或便意明显而排便艰难，常伴有腹胀、腹痛、口味不佳、口臭、大便带血及汗出气短、头晕心悸等表现。

田女士：我为什么会便秘呢？

小杏：引起妊娠便秘的原因有很多，主要有以下几个方面的因素。

(1)饮食因素：食用过多辛辣刺激之品，导致肠胃积热和大便干结，或进食生冷食物影响胃肠蠕动。

（2）情绪因素：由于悲伤，忧虑过度，导致气血运行不畅，而引起便秘。

（3）活动因素：孕期活动量减少或久坐少动，而致胃肠道蠕动减慢。

（4）子宫因素：怀孕后，膨大的子宫体压迫肠道，致肠道蠕动障碍。

（5）激素因素：因孕激素增多，肠蠕动减慢，胃肠道平滑肌肌张力减弱，引起排便困难。

（6）其他因素：感冒可影响胃肠功能而致大便不畅，热性疾病、大量出汗、体液减少等可导致大便干燥，难于排出。

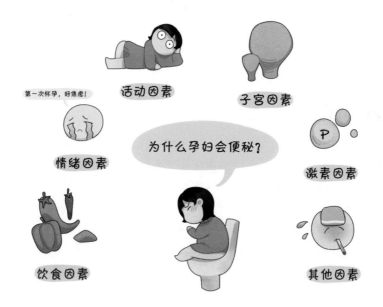

活动因素　子宫因素　第一次怀孕，好焦虑！　情绪因素　为什么孕妇会便秘？　P　激素因素　饮食因素　其他因素

小杏支招

妙招一：穴位按摩

【操作方法】选取足三里、支沟两穴进行穴位按摩，每个穴位每次顺时针按揉 3 分钟，每日早晚各 1 次。手法先由轻到重，由浅到深，再由重到轻，由深到浅。足三里穴是健脾和胃的要穴，支沟穴有清热通便的功效，两穴配合按摩治疗便秘疗效好。

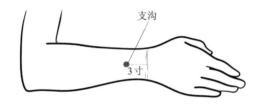

妙招二：艾灸疗法

【操作方法】点燃艾条在大肠俞、足三里穴位上施灸，注意与皮肤保持 2~3 厘米的距离，每个穴位灸 10~15 分钟，直至皮肤温热发红，每日 1 次，连续 7 日为 1 个疗程。大肠俞、足三里穴都有治疗便秘的功效，艾灸这两个穴位可以促进胃肠蠕动。

【注意事项】艾灸点燃后快速吹艾火至艾条燃尽，使艾火的热力迅速透达穴位深层，利于通便。

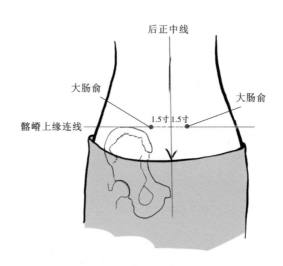

后正中线

大肠俞 大肠俞

骼嵴上缘连线 1.5寸 1.5寸

 小杏食谱

1. 南瓜蜂蜜糊

【原　料】老南瓜 250 克，玉米粉 50 克，蜂蜜 15 克。

【制　作】将老南瓜去皮、挖瓤、切块、煮烂，加入玉米粉，煮熟搅成糊状，待温度为 38~40℃后再加入蜂蜜 15 克，搅拌均匀成南瓜蜂蜜糊。

【用　法】每日 1 次。

【功　效】润肠通便。

【注意事项】血糖高者不加蜂蜜。

2. 芝麻桑椹核桃蜂蜜羹

【原　料】黑芝麻、桑椹、核桃仁各 100 克，蜂蜜 150 克。

【制　作】将黑芝麻、桑椹、核桃仁捣烂，用蜂蜜 150 克调匀，每次服 2~3 汤匙。

【用　　法】空腹时温开水送服，分早晚 2 次服用。

【功　　效】滋阴补血，润肠通便。

【注意事项】血糖高者禁食。

3.红薯粥

【原　　料】红薯 300 克，小米 100 克，白糖适量。

【制　　作】将红薯削皮、切成小块，与小米一起放入锅中，加水煮粥。煮熟后放入适量白糖调味(血糖高者可不加)。

【用　　法】每日 1 次。

【功　　效】养血补虚，润肠通便。

 小杏叮嘱

小杏：为预防妊娠便秘，平时您还应该注意以下几点。

(1)养成定时排便的习惯。孕妇应尽量选择坐式大便器，以避免久蹲劳累，并保证充足的排便时间。

(2)晨起空腹饮一杯淡盐水或蜂蜜水、酸奶、果汁等，增加膳食纤维的摄入量，如新鲜蔬果、麦片等，有助于预防便秘的发生。

(3)避免久坐，适量运动，可选择散步、孕妇瑜伽等较温和的运动，以不感到疲劳为宜。

(4)保持心情舒畅，避免焦虑等负面情绪的影响。

(5)注意保暖，避免受凉感冒。

专家提醒

(1)妊娠便秘是妊娠期常见症状之一，孕妇不用过于紧张和焦虑，只要积极采取正确的措施，可有效减轻或完全消除症状，必要时使用开塞露，每日 1~2 支，经肛门注入，促进排便。

（2）如果妊娠便秘症状加重，出现直肠部位的疼痛，或大便带血频繁出现，应及时去医院就诊。

第十一节　妊娠期胎位不正

小婷怀孕32周了，在家人的陪伴下去医院产检，做B超检查时，医生说胎儿在肚子里是"站"着的，属于胎位不正，不能顺产。小婷有些着急。

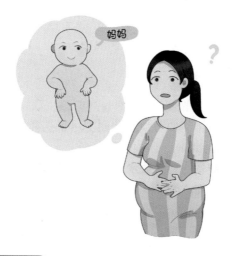

 小杏答疑

小婷：到底什么样的胎位才算是正常胎位呢？

小杏：所谓胎位，就是胎儿在妈妈肚子里的姿势。正常的胎位应该是胎儿头朝下（朝妈妈的脚）和臀部朝上（朝妈妈的头），即头位。

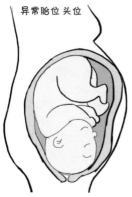

异常胎位 头位

小婷：孕期我也没什么不舒服的，胎位为什么会变得不正呢?

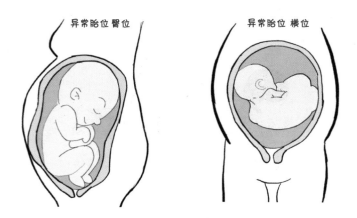

异常胎位 臀位　　　　　　异常胎位 横位

小杏：引起胎位不正的原因非常多，比如羊水过多或羊水过少、多胎妊娠、骨盆狭窄、巨大儿、胎盘异常、腹壁松弛、胎儿畸形、子宫畸形、脐带异常等。

小婷：万一胎位纠正不了，那我就不能顺产了吗?

小杏：胎位不正对生产过程是有一定影响的。正常胎位最利于顺产，其他胎位顺产的难度很大，除非胎儿很小或者妈妈骨盆非常大。能够顺产当然是最好的，若因为各种因素必须选择剖宫产，您也不要太担心，医生一定会选取最安全的方式让您的胎儿出生。我教您一些纠正胎位的妙招，您可以学一学。

 小杏支招

妙招一：膝胸卧位

【操作方法】操作前排空膀胱，松解裤带，趴在床上，将胸部贴在床上，膝盖着地，大腿与床呈90°，把臀部抬得比胸部高。如此一来，腹中的子宫腔会稍微变形，胎儿逐渐往子宫底的方向移动。每日2次，每次15分钟。

【操作图解】

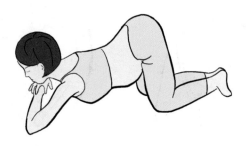

【注意事项】一旦腹部感觉到有下坠感，应立即停止，有出血或早产危险的孕妇禁止实施该体位。若B超提示脐带绕颈，亦不宜采用该体位。

妙招二：臀部抬高

【操作方法】取仰卧位，臀部抬高30厘米左右，臀部下方用靠垫等物品垫好。每日睡前1次，每次10分钟。

【操作图解】

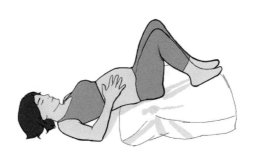

妙招三：艾灸疗法

【操作方法】 松解裤带，采取仰卧屈膝或正坐的姿势，艾条对准孕妇的双侧至阴穴，距皮肤2~3厘米，有温热感即可，不要灼伤皮肤。每日1~2次，每次10~15分钟，直到胎位矫正或决定剖宫产。艾灸至阴穴对矫正胎位不正效果较好。

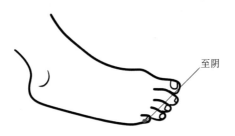

至阴

【注意事项】 见第一章第一节。

小杏食谱

1. 龙眼莲子粥

【原　　料】龙眼肉、莲子各 30 克，白木耳 15 克，糯米适量。

【制　　作】莲子去心，与龙眼肉一起洗净；白木耳温水泡开、去蒂根、洗净、撕成小朵；糯米淘洗干净。净锅置火上，加清水适量，将莲子、龙眼肉、白木耳、糯米放入锅内，大火煮沸，小火熬煮约 1 小时，至粥稠即可食用。

【用　　法】早晚温热食用。

【功　　效】健脾养胃，养心安神，补血益智，增强体质。

2. 墨鱼花生排骨汤

【原　　料】干墨鱼 150 克，排骨 200 克，花生 50 克，生姜、葱、米酒、盐、鸡精和水各适量。

【制　　作】将干墨鱼泡水 8~10 小时，洗干净，撕除表面薄膜，切成宽度约为 1 厘米的条状，再将排骨剁成小块；锅中放水烧开，加入两块姜片，放入洗净的排骨，去血水备用；准备一个砂锅，放入排骨、姜片，加入 1.5 升左右的水，开大火煮沸，将花生和切好的墨鱼条放入汤中，再次煮沸后加入两勺米酒，转最小的火，盖上锅盖，文火炖 2 小时左右；出锅前加入适量盐、葱和鸡精。

【用　　法】佐餐食用，每日 1 次，连服 7 日。

【功　　效】健脾养胃，安胎。

 小杏叮嘱

小杏：平时您还应该注意以下几点。

(1)饮食宜清淡易消化，营养均衡，少量多餐，多饮水，多进食水果、蔬菜等粗纤维食物，保持大便通畅。

(2)没有运动禁忌的孕妇每周至少运动5日，散步或孕妇瑜伽是最安全的，每日运动30分钟左右，如有不适，立即停止。不骑自行车，以免压迫子宫，导致胎儿胎位不正。

(3)保证充足的睡眠，采用左侧卧位，既不会给心脏造成过大的压力，又有利于子宫血液供应，促进胎儿生长发育。

 专家提醒

(1)若自行纠正胎位不成功，可由医生行外回转术，从腹部子宫底部摸到胎头，朝胎儿俯屈方向回转腹侧，将胎头往下推，同时将臀部往上推，用手工方法逐渐加以纠正。

(2)并不是所有胎位不正的胎儿都能使用外回转术，具体情况由医生进行专业的判断，自己千万不能在家操作，以免对胎儿造成不可逆转的损害。

第四章

做好幸福妈妈

第一节　产褥期保健康复

产褥期是指胎儿、胎盘娩出后，产妇身体、生殖器官和心理方面调适复原的一段时间，一般需6~8周，也就是42~56日。产褥期也称为月子或坐月子。因此，了解产褥期的这些变化，做好产褥期保健，对于保证母婴健康有重要意义。

一、产褥期妇女的生理心理变化

(一)生理变化

1.生殖系统变化

产褥期产妇全身各系统发生了较大的生理变化，其中生殖系统变化最明显。

子宫作为孕育胎儿的主要场所，最主要的变化是子宫复旧。子宫复旧是指妊娠子宫从胎盘娩出后逐渐恢复至未孕状态的过程，一般为6周，主要变化是子宫体肌纤维的缩复、子宫内膜再生、子宫血管变化及子宫颈和子宫下段的复原。

阴道壁肌张力在产褥期逐渐恢复，但不能完全恢复至未孕时的张力。分娩后外阴出现轻度水肿，于产后2~3日逐渐消退；会阴部血液循环丰富，若有轻度撕裂或会阴后一侧切开缝合，一般在产后3~4日愈合。

分娩过程中，由于胎先露长时间压迫，盆底组织过度伸展，导致弹性降低，而且常伴有盆底肌纤维部分撕裂和骨盆组织松弛，故产妇极易发生阴道壁膨出、子宫脱垂等。

2.乳房变化

乳房的主要变化是泌乳。妊娠期孕妇体内雌激素、孕激素、胎盘生乳素升高，使乳腺发育及初乳形成。分娩后在泌乳素的作用下，乳房腺泡细胞开始分泌乳汁。母乳喂养有利于产妇生殖器官及相关器官组织的恢复。

3.其他

产褥早期，血液仍然处于高凝状态，有利于胎盘剥离，创面形成血栓，减少产后出血量，产后72小时内产妇的血液循环量增加15%~25%，应注意预防心力衰竭的发生，循环血量于产后2~3周恢复至未孕状态。

产后胃酸分泌增加，胃肠道张力及蠕动恢复，使消化能力恢复正常。

产后1周内尿量增多，因分娩过程中膀胱及肌肉损伤、伤口疼痛等因素，可导致尿潴留的发生。

产后雌激素、孕激素水平急剧下降，产后1周降至未孕时水平。月经复潮及排卵恢复时间受哺乳影响：不哺乳产妇一般在产后6~10周月经复潮，产后10周左右恢复排卵；哺乳期产妇月经复潮延迟，平均在产后4~6个月恢复排卵。产后月经复潮较晚者，复潮前多有排卵，故哺乳期妇女虽无月经来潮，但仍有受孕的可能。

腹直肌呈不同程度分离，使产后腹壁明显松弛，其紧张度于产后6~8周恢复，妊娠期出现的下腹部正中线色素沉着在产褥期逐渐消退，初产妇腹部紫红色妊娠纹变为银白色。

（二）心理变化

经历妊娠及分娩的激动与紧张后，产妇精神极度放松。有的产妇可因为产褥期的各种不适和变化引起情绪不稳定，如对于哺育经验不足的担心、新生儿外貌及性别与理想不相吻合而感到失望、现实中过多的责任而感到恐惧、因为丈夫及家人的注意力转移至新生儿而感到失落等，尤其在产后3~5日，产妇可表现为轻度抑郁。

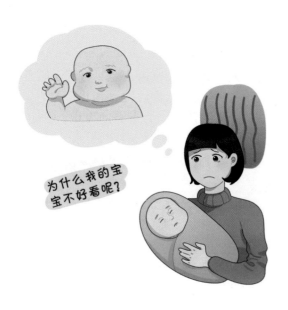

二、产褥期的临床表现

1. 生命体征变化

产后的体温多数在正常范围内。若产程延长而致过度疲劳时，体温可在产后最初 24 小时内略升高，一般不超过 38℃。产后 3~4 日因乳房血管、淋巴管极度充盈或乳汁不能排出，产妇可出现发热，体温达 37.8~39℃，一般仅持续数小时，体温不超过 16 小时即下降，不属于病态。产后的脉搏略缓慢，每分钟为 60~70 次，与子宫胎盘循环停止及卧床有关。产后呼吸深慢，一般每分钟 14~16 次。

2. 产后宫缩痛

胎盘娩出后子宫圆而硬，宫底在脐下一指，产后第 1 日略上升至脐，以后每日下降 1~2 厘米，至产后第 10 日降入骨盆腔内。剖宫产产妇子宫复旧所需时间略长。子宫复旧可伴有因宫缩而引起的下腹部阵发性剧烈疼痛，称产后宫缩痛。经产妇宫缩痛较初产妇明显，哺乳者较不哺乳者明显。宫缩痛常在产后 1~2 日出现，持续 2~3 日自然消失，不需特殊用药。

3. 产后恶露

产后随子宫蜕膜(特别是胎盘附着处蜕膜)脱落，含有血液、坏死蜕膜等组织经阴道排出，称恶露。恶露分为以下几种。

(1)血性恶露：色鲜红，量多，含大量血液，有少量胎膜及坏死蜕膜组织。

(2)浆液恶露：色淡红，似浆液，含少量血液，但有较多的坏死蜕膜组织、宫颈黏液、阴道分泌物，且有细菌。

(3)白色恶露：质地黏稠，色泽较白，含大量白细胞、坏死蜕膜组织、表皮细胞及细菌。

正常恶露有血腥味，但无臭味，持续 4~6 周，总量为 250~500 毫升，个体差异大。血性恶露约持续 3 日，逐渐转为浆液恶露，约 2 周转变为白色恶露，持续 3 周左右干净。上述变化是子宫出血量逐渐减少的表现。

4. 褥汗

产后 1 周内，产妇体内潴留的液体通过皮肤排泄，在睡眠时明显，醒来满头大汗，称为褥汗，属于正常现象。

三、产褥期的健康管理

(一)一般护理

1. 居住环境

产妇居住房间应舒适安静，温湿度适宜，温度 22~26℃，湿度 50%~60%，空气清新，通风良好。即使在冬季也要定时开窗通风，保持空气新鲜，但要注意避免直接吹风。

2. 保持良好的卫生习惯

产后阴道有恶露排出时，要注意保持外阴部清洁，每日用温开水清洗外阴，勤换内裤与卫生垫。大小便后避开伤口，用清洁卫生纸从前向后擦净，注意不要反方向擦，以免肛门周围细菌逆行造成感染。产褥期出汗多，应及时更换干爽、棉质、透气的衣服，沐浴时注意淋浴。

3. 饮食护理

由于分娩时体力消耗大，身体内各器官要恢复，同时，泌乳所需要的大量能量及新生儿生长发育需要的营养物质是通过产妇的饮食摄入来保证的，因此产妇在产褥期及哺乳期所需要的能量较高，营养成分也要更全面。

产妇营养
供给原则（音频）

4. 排尿排便护理

产妇在产后 5 日内尿量明显增多，应警惕产后尿潴留，尽早自解小便，产后 4 小时就可排尿。尽早活动，自然分娩的产妇 6~12 小时内即可起床轻微活动，剖宫产后 24 小时应下床活动，以刺激膀胱排尿。尽量在环境隐蔽、安静的地方解小便，解小便时心情放松，保持情绪平和稳定，可以通过听音乐或转移注意力来减轻伤口疼痛。若排尿困难，可用热水熏洗外阴、温开水冲洗尿道口、听流水声、按摩膀胱等方法促进排尿。产后因卧床休息、饮食缺乏纤维素、肠蠕动减慢、盆底肌张力降低等易发生便秘，所以产妇应多吃蔬菜、水果，尽早下床活动，建议解大便时使用坐式马桶。

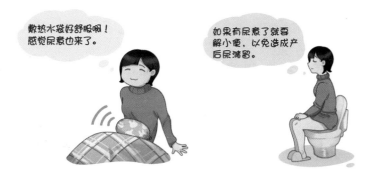

5. 休息与活动

产妇分娩时体力消耗大，要注意多休息，不要熬夜，保证充足的睡眠，适当控制看手机、看书的时间，以免眼睛疲劳酸胀。产妇应尽早进行适宜的活动，如室内散步、产后保健操，根据自身耐受情况，循序渐进，逐渐增加运动强度和次数。由于产后盆底肌肉松弛，故产妇应避免重体力劳动或蹲位活动，以防子宫脱垂。

（二）健康教育

1. 乳房护理

（1）乳房一般护理：乳房应经常擦洗，保持清洁、干燥。每次哺乳前柔和地按摩乳房，刺激泌乳反射。哺乳时应让新生儿吸空乳房，若乳汁尚有剩余时，应使用吸乳器将剩余的乳汁吸出，以免乳汁淤积影响乳汁分泌，并预防乳腺管阻塞及两侧乳房大小不一等情况。哺乳期产妇应使用棉质乳罩，大小适中，避免过松或过紧。乳头处如有痂垢，应先用油脂浸软，再用温水洗净，切忌用酒精等擦洗，以免引起局部皮肤干燥、皲裂。

（2）平坦及凹陷乳头护理：有些产妇的乳头平坦甚至凹陷，婴儿很难吸吮到乳头，产妇可以做乳头伸展练习和乳头牵拉练习。

乳头伸展练习：先将两示指平行放在乳头两侧，慢慢地由乳头向两侧外方拉开，牵拉乳晕皮肤及皮下组织，使乳头向外突出，再将两示指分别放在乳头上、下方，使乳头向上、向下纵形拉开。此法可重复练习，每次 15 分钟，每日 2 次。

乳房护理
（视频）

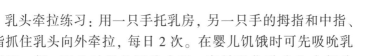

乳头牵拉练习：用一只手托乳房，另一只手的拇指和中指、示指抓住乳头向外牵拉，每日2次。在婴儿饥饿时可先吸吮乳头平坦一侧，因此时婴儿吸吮力强，容易吸住乳头和大部分乳晕。

（3）乳房胀痛护理：①尽早哺乳，于产后半小时内开始哺乳，促进乳汁畅流；②外敷乳房，哺乳前热敷乳房，可促使乳腺管畅通。在两次哺乳间冷敷乳房，可减少局部充血、肿胀；③按摩乳房，哺乳前按摩乳房，方法为从乳房边缘向乳头中心按摩，可促进乳腺管畅通，减少疼痛；④佩戴乳罩，乳房肿胀时，产妇穿戴合适的具有支托性的乳罩，可减轻乳房充盈时的沉重感；⑤服用药物，遵医嘱服用散结通乳的中药。

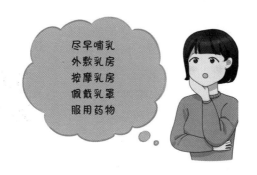

（4）乳头皲裂护理：轻者可继续哺乳。哺乳时产妇取舒适的姿势，哺乳前湿热敷乳房3~5分钟，挤出少许乳汁，使乳晕变软，让乳头和大部分乳晕含吮在婴儿口中。哺乳后挤出少许乳汁涂在乳头和乳晕上，短暂暴露使乳头干燥，因乳汁具有抑菌作用，且含有丰富的蛋白质，能起到修复表皮的作用。疼痛严重者，可用吸乳器吸出，再装入奶瓶或用乳头罩间接哺乳，在皲裂处涂抗生素软膏或保湿滋润软膏，于下次喂奶前洗干净。

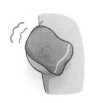

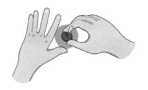

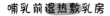
哺乳前湿热敷乳房

哺乳后挤出少许乳汁
涂在乳头和乳晕上

2. 母乳喂养

母乳喂养有利于母婴的健康。

（1）常规护理指导：①亲属为产妇提供一个舒适、温暖的母婴同室环境；②多关心、帮助产妇，使其精神愉快，并树立信心；③主动为产妇及孩子提供日常生活护理，以避免产妇劳累；④产妇应学会与婴儿同步休息，保证充足的睡眠，同时加强营养的供给。

母乳喂养的方法
（音频）

（2）喂养方法指导：每次喂奶前，产妇应洗净双手，用清水擦洗乳房和乳头，产妇及婴儿均取舒适的姿势，产妇最好坐在直背椅子上，若会阴伤口疼痛无法坐起哺乳，可取侧卧位，使母婴紧密相贴。

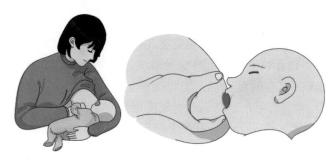

3.避孕指导

根据产后检查情况，恢复性生活后，要科学避孕，一般哺乳者选用避孕套避孕，不哺乳者可选用药物避孕。

4.心理护理

产妇生完宝宝后，由于各种因素的刺激，情绪容易波动。首先，产妇要学会自我调节，除了照顾宝宝，还可以留出一些时间，找一些适合自己的放松方式，比如散步、听音乐、练习瑜伽、约朋友聚会等。其次，家人要给予产妇更多关心和理解，尽量多提供支持，帮助产妇减轻育儿的压力，给产妇创造一个良好和谐的家庭氛围。丈夫的关心最重要，产后1个月，丈夫最好能陪在产妇身边，并协助护理婴儿，照顾产妇，给产妇以安慰。

5.产后康复操

产后健身操可促进腹壁、盆底肌肉张力的恢复，避免腹壁皮肤过度松弛，预防漏尿、膀胱直肠膨出及子宫脱垂。一般产后24小时就可以锻炼，不用器械，躺在床上就可以进行。根据产妇的情况，运动量由小到大，由弱到强，每1~2日增加1节，每节做8~16次，一直持续至产后6~8周。

第1节：取仰卧位，深吸气，收腹部，然后呼气。

第2节：取仰卧位，两臂直放于身旁，进行缩肛与放松动作。

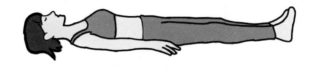

第 3 节：取仰卧位，两臂直放于身旁，双腿轮流上举和并举，与身体呈直角。

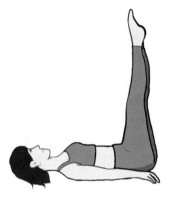

第 4 节：取仰卧位，髋与腿放松，腿分开稍屈，足底支撑，尽力抬高臀部及背部。

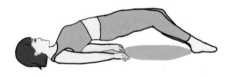

第 5 节：仰卧起坐。

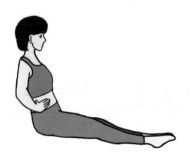

第 6 节：取跪姿，双膝分开，肩肘垂直，双手平放于床上，腰部进行左右旋转动作。

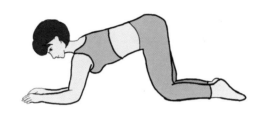

第 7 节：全身运动，取跪姿，双臂伸直支撑，左右腿交替向背后抬高。

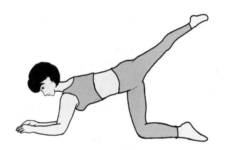

6. 产后检查

在产褥期末，产妇应带宝宝到医院进行一次全面的检查，以了解产妇盆腔器官和全身恢复情况，以及婴儿发育情况，如发现异常可及早处理。产褥期内，如有特殊不适，应随时到医院就诊。

第二节 产后血晕

　　文文生完宝宝后出院回家，第2日早上准备下床刷牙，刚站起来，突然头晕目眩，跌坐在床上。一旁的丈夫赶紧扶住她，发现她面色苍白，双手冰凉。文文的丈夫有些担心，陪同她来医院咨询。

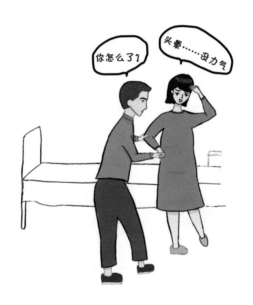

　　小杏答疑

　　文文：我早上想下床刷牙，刚站起来就晕得不行，这是怎么回事啊？

　　小杏：您这是产后血晕，部分女性在生完孩子后，会出现头昏眼花、不能坐起、恶心呕吐、心烦不安现象，严重的还会不省人事，危及产妇的生命，所以您一定要重视。

文文：那我为什么会出现这种情况呢？

小杏：产后血晕的原因有两个，一是因为产后失血过多；二是产后感受风寒，血液凝滞，或情绪不舒，或产后元气亏虚等引起全身气血运行不通畅。您的症状是面色苍白、浑身发冷、头晕，属于第一种情况。

文文：我昨天晚上很晚才睡，是不是也有影响？

小杏：会有一定影响，产后要注意休息，晚上 10：00 前入睡是最好的。

 小杏支招

妙招一：艾灸疗法

【操作方法】将点燃的艾条悬于脾俞、中脘、气海、犊鼻、足三里等穴位上进行熏灸，与皮肤保持 2~3 厘米的距离，直至皮肤温热发红。艾灸每日 1 次，每个穴位 10~15 分钟，7 日为 1 个疗程。

【功　　效】脾俞、中脘、足三里穴补脾生血，气海穴升阳补气，配合艾灸可补益气血，促进全身气血运行。

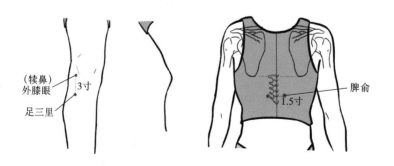

（犊鼻）
外膝眼　3寸
足三里

脾俞
1.5寸

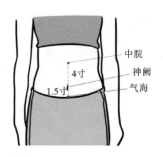

妙招二：中药泡脚

【操作方法】 将赤芍、益母草和当归各 20 克放入盆中，加 3000~5000 毫升水，煮沸，待水温变凉，睡前 1 小时左右泡脚（至小腿），水温保持在 38~40℃为宜，每次 20~25 分钟，每日 1 次，连续 5~7 日。

【注意事项】 泡至后背微微出汗为佳，不可大汗淋漓，以防虚脱。

妙招三：穴位按摩

【操作方法】 睡前按摩血海、悬钟、足三里、三阴交等穴位。每个穴位顺时针按揉 3 分钟，手法应先由轻到重，由浅到深，再由重到轻，由深到浅。每日 1 次，7 日为 1 个疗程。

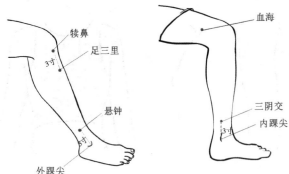

【功　效】调经统血，疏经活络。

 小杏食谱

1. 龙眼红枣粥

【原　料】龙眼肉 15 克，红枣 15 克，粳米 100 克，白糖适量。

【制　作】将龙眼肉、红枣、粳米洗净，入锅，加适量清水煮沸，再转小火煮 30 分钟左右，米烂熟后加适量白糖。

【用　法】早晚温热食用。

【功　效】健脾养心，补血安神。

2. 当归黄芪乌鸡汤

【原　料】乌鸡肉 250 克，当归 15 克，黄芪 20 克。

【制　作】将乌鸡肉、当归、黄芪洗净，入瓦煲中，加适量清水煮沸，再转文火煮熟，调味服食。

【用　法】喝汤吃肉，佐餐食用。

【功　效】气血双补，固肾调精。

3. 双红南瓜补血汤

【原　料】南瓜 500 克，红枣 10 克，红糖适量，清水 2000 毫升。

【制　作】将南瓜削去表皮，挖瓤，洗净，切成滚刀块；将红枣洗净、去核；将红枣、南瓜、红糖放入煲中，加水，用文火熬至南瓜熟烂为止。

【用　法】早晚食用，每日 2 次。

【功　效】益气补血，暖胃活血。

小杏叮嘱

小杏：平时您还应该注意以下几点，以促进康复。

(1)饮食宜清淡、易消化，进食补气血的食物，如瘦肉、猪血、樱桃、菠菜、红皮花生、红枣等。

(2)改变体位要缓慢，以免因体位突然改变而发生大脑供血不足。亲属应多陪伴，产妇上厕所、洗澡不要锁门，避免跌倒。

(3)"久视伤血"，产妇要少玩手机，注意眼睛的保养，防止耗伤气血。

(4)"久卧伤气"，产后适当休息是很有必要的，但也不能躺在床上完全不活动，病情稳定、无其他不舒适时需要适当运动以促进全身气血运行，可以选择一些柔和的运动方式，如散步、慢跑、瑜伽、太极拳等。

(5)注意保暖，防止感冒；调节情绪，保持心情舒畅。

 专家提醒

(1)女性朋友在备孕期加强营养，增强体质，保持身心健康；孕期定期检查，科学饮食，积极预防缺铁性贫血的发生。

(2)产后出血者，应尽快查明出血原因，及时予以针对性治疗并积极预防感染。

(3)产后血晕多发生在产后数小时内，属于危急重症之一，若救治不及时，往往危及产妇生命。

第三节　产后腹痛

何女士生完宝宝2周了，感觉小腹阵阵隐痛，下床活动或者喂奶时疼痛加剧，于是在丈夫的陪同下来医院咨询，找到了责任护士小杏。

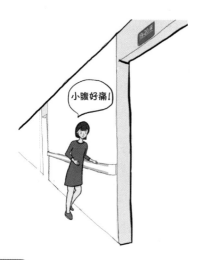

 小杏答疑

何女士：生完宝宝后，我总感觉腹部有隐隐的疼痛感，这是怎么回事啊？

小杏：您这是产后腹痛。产后腹痛有两种情况：一种是子宫收缩造成的疼痛，一般在产后1~2日出现，持续2~3日自然消失，哺乳时反射性缩宫素分泌增多可能会使疼痛加重，属于正常的生理现象；另一种是产妇气血运行不畅引起的，这种属于病理性腹痛。

何女士：那我的腹痛是什么原因呢？

小杏：产后腹痛的原因和表现各有不同。

（1）气血虚弱：产妇身体比较虚弱，生产时耗伤气血过多，产后出现小腹隐隐作痛，喜欢揉按，恶露量比较少，颜色比较淡，偶尔有头晕眼花，甚至出现便秘。

（2）子宫瘀血：情绪郁闷不舒或受寒受凉，引起子宫瘀血未排净，表现为小腹阵痛，用手按揉会使疼痛加重，恶露量比较少，颜色较深，伴随有血块，胸胁胀痛或四肢发凉。

何女士：那我这种情况严重吗？

小杏：经检查，您的子宫还有少量瘀血，如果不及时排出，会影响您的子宫恢复。您先别担心，我教您一些中医妙招，可以促进气血运行，帮助子宫排出瘀血。

 小杏支招

妙招一：穴位按摩

【操作方法】按揉关元、上巨虚、三阴交穴各 3 分钟，可以减轻疼痛。每日 1 次。

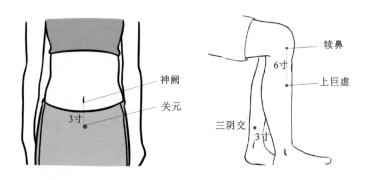

【功　效】活血化瘀，通络止痛。

妙招二：腹部按摩

【操作方法】以关元穴为圆心，用手掌在腹部做环形按摩，先顺时针方向 50 圈，再逆时针方向 50 圈，每日 1~2 次。

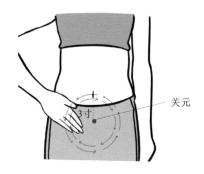

关元

3寸

【功　　效】放松腹部紧张的肌肉，缓解疼痛。

【注意事项】用力不可过猛，手法柔和均匀，饭后半小时内不宜操作。

妙招三：艾灸疗法

【操作方法】将点燃的艾条悬于关元、子宫、中极、三阴交、足三里等穴位上进行熏灸，距皮肤 2~3 厘米，每个穴位灸 10~15 分钟，有温热感即可，不要灼伤皮肤。每日 1~2 次。

【功　　效】补益气血，温经散寒。

 小杏食谱

1. 当归生姜羊肉汤

【原　　料】当归 90 克，生姜 150 克，羊肉 500 克，盐适量。

【制　　作】将当归洗净，生姜切片，羊肉洗净、切成小块，再将上述材料放入锅中，加水 1600 毫升，烧至羊肉熟烂，汤汁熬至 600 毫升，加盐调味即可。

【用　　法】喝汤吃肉，佐餐食用。

【功　　效】养血补血，温中散寒，补虚。

2. 益母草生姜鸡蛋红糖汤

【原　　料】益母草 50 克，山楂肉 50 克，生姜 50 克，鸡蛋 2 个，红糖适量。

【制　　作】将益母草、山楂肉、生姜洗净，生姜切片，鸡蛋煮熟去壳；将以上材料放入砂锅内，加入清水，熬煮 1 小时左右，加入红糖后饮用。

【用　　法】早晚食用，每日 2 次，7~10 日为宜。

【功　　效】活血祛瘀，温经散寒。

3. 参芪煮鸡

【原　　料】人参 5 克，黄芪 30 克，母鸡 1 只，姜末、葱花、盐各适量。

【制　　作】将人参、黄芪切薄片，与姜末、葱花、盐一同放入母鸡腹腔内，文火煮至鸡肉熟烂，即可食用。

【用　　法】吃肉喝汤，佐餐食用。

【功　　效】补气，益气，温阳。

小杏叮嘱

小杏：同时您还需要注意以下几点。

（1）临产时及产后都要注意保暖，尤其是下腹部，睡觉时腹部可多搭一条毛巾或毛毯，亦或放热水袋。

（2）尽早下床，产妇在产后 6~8 小时，消除疲劳后即可坐起来，第 2 日就可以下床活动，这样有助于产妇生理功能和体力的恢复，促进子宫复原和恶露排出，缓解腹痛。

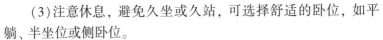

（3）注意休息，避免久坐或久站，可选择舒适的卧位，如平躺、半坐位或侧卧位。

（4）产后阴道流血未干净之前，忌性生活，并注意保持会阴部清洁，勤换护垫和内裤。

（5）饮食宜清淡、易消化、富有营养，忌寒凉食物、肥甘厚味及辛辣刺激性食物。

（6）保持心情舒畅，避免不良情绪刺激。

 专家提醒

（1）产后子宫收缩引起的生理性腹痛一般不需处理，可自行消失，必要时遵医嘱使用止痛药；病理性腹痛需要明确病因，采取针对性治疗措施。

（2）遵医嘱定期复查血常规、B超等，出现异常及时就诊。

（3）如果腹痛越来越剧烈，或伴有大量阴道流血、阴道脓臭味分泌物、高热寒战、恶心呕吐、烦躁不安、呼吸困难、脸色发青、神情淡漠甚至意识模糊或昏厥，应立即就医。

第四节　产后急性乳腺炎

25岁的彭女士，顺产1个月，5日前自觉右乳房外上方胀痛，有硬结，哺乳时疼痛加重。几日后，硬结越来越大，疼痛更加剧烈，摸上去有灼热感，彭女士怕影响宝宝健康，不敢吃药。

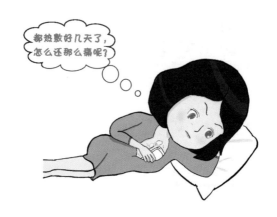

 小杏答疑

彭女士：我乳房胀痛有几日了，用热毛巾敷了乳房，没有好转，反而有点加重的迹象，这是怎么回事？

小杏：您这是急性乳腺炎，常表现为乳房局部红、肿、热、痛，乳房有硬结，多发生于产后哺乳期妇女，初产妇更为多见。

彭女士：这是什么原因呢？

小杏：引起这种疾病的原因有很多种。

(1)乳管堵塞：母乳喂养时乳房没有完全排空，乳腺管堵塞不通，导致乳汁反流，乳汁淤积成块。

(2)细菌感染：金黄色葡萄球菌通过乳头皮肤破损处或输乳管侵入乳腺实质，大量繁殖，破坏乳腺组织，形成脓肿。

(3)乳头发育不良：乳头凹陷、乳头内翻或过小，妨碍哺乳。

(4)其他：包裹太严、出汗较多、未及时清洗等。

小杏支招

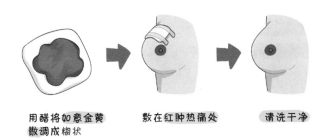

妙招一：按摩疗法

【操作方法】在乳房表皮涂少许甘油，双手全掌沿着乳腺管走向，由乳房四周向乳头方向按摩，每次 50～100 下。同时，在有硬结的地方反复按揉，直至硬结变软，然后用热毛巾热敷10 分钟左右。以上按摩疗法每日 2～3 次。

【功　效】活血化瘀。

【注意事项】①操作前应修剪指甲，防止损伤皮肤；②用力要均匀、柔和、持久，禁用暴力。

妙招二：中药外敷

【操作方法】哺乳后，用醋将如意金黄散调成糊状，敷于红肿热痛处，以绷带固定，松紧适宜。每次敷 2 小时左右，在下次哺乳前将药物取下，用温水清洗干净，每日 1～2 次。

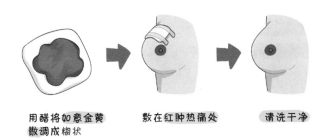

用醋将如意金黄散调成糊状　　敷在红肿热痛处　　请洗干净

【功　效】清热解毒，消肿止痛。

【注意事项】①敷药后注意局部防水；②局部出现潮红、色素沉着属正常现象，不需特殊处理，但应保持局部干燥，不要搓、抓局部皮肤，若出现瘙痒、刺痛等不适，可提前取下药物；③对残留在皮肤上的药渍，用温水擦洗即可。

 小杏食谱

1. 茯苓赤豆薏米粥

【原　料】白茯苓粉 20 克，赤小豆 50 克，薏苡仁 100 克，白糖适量。

【制　作】赤小豆浸泡半日，与薏苡仁、白茯苓粉共煮至粥成，加入适量白糖调味。

【用　法】分早晚 2 次服用。

【功　效】清热利湿。

2. 仙人掌炖牛肉

【原　料】仙人掌 40 克，牛肉适量。

【制　作】将仙人掌去刺、切细，牛肉切块，二者加水同炖，至肉烂服用。

【用　法】分早晚 2 次服用。

【功　效】通乳消肿。

3. 茯苓鳖枣汤

【原　料】连皮茯苓 20 克，鳖甲 10 克，红枣 10 枚，蜂蜜 1 勺。

【制　作】将茯苓洗净，用两碗冷水浸泡 1 小时，连同浸液与鳖甲同入锅，大火煮开后小火煮 30 分钟，加入泡发洗净的红枣，同煮至红枣酥烂，加蜂蜜调味。

【用　法】饮汤食枣，分早晚 2 次服用。

【功　效】清热散结。

 小杏叮嘱

小杏：平时您还应该注意以下几点。

(1)不要长时间压迫乳房，穿棉质透气、大小合适的内衣。

(2)保持乳头清洁，哺乳前后用温水清洗干净，避免破损、皲裂。

(3)定时测量体温，每4小时测量1次，高热时每2小时测量1次，并做好记录。

(4)增加喂奶次数，吸完一侧再吸另一侧，防止奶水淤积；不让宝宝含乳头睡觉。

(5)饮食要清淡，避免辛辣刺激、油腻的食物。

(6)注意休息，避免过度疲劳，适当锻炼，增强机体抵抗力。

(7)保持情绪稳定，心情愉悦，亲属应多关心，给予帮助，避免产妇压力过大。

 专家提醒

(1)产后急性乳腺炎是产后哺乳期妇女常见疾病之一，本病容易反复发作，甚至加重发展为哺乳期乳腺脓肿，严重危害母婴健康，应注意预防。

(2)在哺乳期乳腺炎中，母亲可通过母乳喂养来频繁排空乳房，这是非常重要的治疗方式。若产妇出现一侧乳房脓肿，可使用另一侧正常乳房哺乳。

第五节　产后恶露不绝

　　30 岁的王女士顺产一女婴，产后阴道间断流血 20 日了，色淡，小腹隐痛，有下坠感，气短懒言，四肢无力。

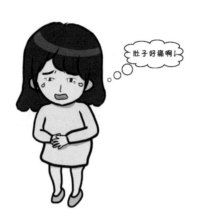

肚子好痛啊！

小杏答疑

　　王女士：我生完宝宝 20 日了，下面还一直在流血，是子宫恢复得不好吗？

　　小杏：是的，您这种情况中医称为产后恶露不绝。产后随子宫蜕膜的脱落，未排净的血液、坏死蜕膜等组织经阴道排出，称为恶露。产后血性恶露持续 10 日以上仍淋漓不断者，称为恶露不绝。

　　王女士：那我为什么会出现这种情况呢？

　　小杏：引起产后恶露不绝的主要原因如下。

　　（1）气血虚弱：平素体弱，或生产时气血损伤，或产后操劳过

看中医好"孕"自然来
——孕产妇家庭中医护理

早，脾胃失去濡养，身体气血亏虚而出现恶露绵绵不尽。

（2）子宫瘀血：生产后子宫内瘀血没有及时排出，或感受风寒，或情志内伤，形成瘀血，导致子宫恢复较慢。

王女士：这个对我以后"生二胎"有影响吗？

小杏：经积极治疗，促进子宫尽快恢复正常，一般不会遗留后遗症，也不会影响您"生二胎"的。

 小杏支招

妙招一：手法摩揉

【操作方法】

（1）摩揉胸腹益气法：手掌根从两乳头连线中点处顺前正中线到肚脐下方摩揉胸腹部 3 分钟，然后按揉膻中、中脘、神阙、关元穴各 3 分钟。

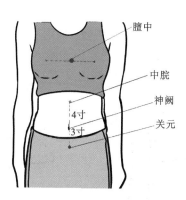

（2）摩揉腹部祛瘀法：手掌根沿肚脐周围顺时针摩揉腹部 3 分钟，然后随呼吸节奏按揉中脘、神阙、中极、子宫穴各 3 分钟。

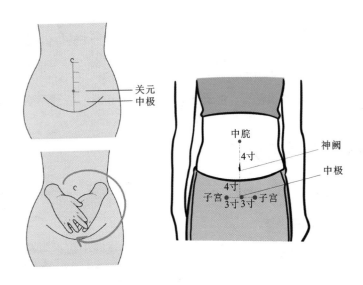

关元
中极

中脘
神阙
4寸
中极
4寸
子宫 3寸 3寸 子宫

妙招二：艾灸疗法

【操作方法】选取神阙、气海、血海、三阴交穴。将点燃的艾条悬于穴位上方，与皮肤保持 2~3 厘米的距离，每个穴位灸 10~15 分钟，直至皮肤温热发红而又不至于产生灼痛和烧伤皮肤。每日灸 1~2 次。

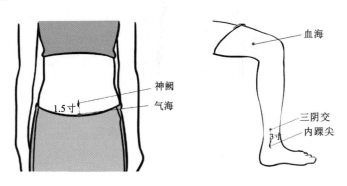

神阙
气海
1.5寸

血海
三阴交
内踝尖
3寸

【功　　效】活血通络，补益气血。

妙招三：热奄包治疗

【操作方法】将适量粗盐放入布袋中，放入微波炉中加热至 45~50℃，敷于腹部，每日 1 次，每次 15~20 分钟。

在布袋里放一些粗盐，
微波炉加热到45~50℃。

把热布袋敷在腹部上，每日 1 次。

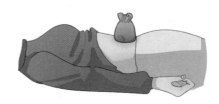

【功　　效】温经通络，活血散瘀。

【注意事项】热敷时，以产妇自觉温度适中为宜，若温度过高或敷贴处有瘙痒时，应立即停止。

 小杏食谱

1.益母当归川芎汤

【原　　料】益母草 20 克，当归、川芎各 10 克，红糖25 克。

【制　　作】将益母草、当归、川芎共入锅中，加适量水煎取汁,再加入红糖煮沸。

【用　　法】每日 2 次,连服 5~7 日。

【功　　效】活血祛瘀。

2. 黄芪当归粥

【原　　料】黄芪 50 克,当归 20 克,粳米 100 克。

【制　　作】将黄芪、当归煎取汁,用该汁与粳米煮成粥。

【用　　法】每日 2 次,连服 5~7 日。

【功　　效】补气摄血。

3. 白参莲子粥

【原　　料】白参 3 克,莲子、糯米各 50 克,大枣 10 枚。

【制　　作】将白参研成极细末备用。把莲子、大枣、糯米放入砂锅中,加适量水共煮粥,粥快成时调入白参细末,拌匀即可。

【用　　法】每日 2 次,连服 5~7 日。

【功　　效】补气摄血。

 小杏叮嘱

小杏:平时您还应该注意以下几点。

(1)分娩后应注意休息,注意腹部保暖,避免感受风寒。

(2)保持心情愉快,消除思想顾虑,预防产后抑郁。

(3)加强营养,多吃新鲜蔬菜、水果,不食辛辣或寒凉食物。

(4)坚持哺乳,有利于子宫收缩和恶露的排出。

(5)注意会阴部卫生,每日温水冲洗,勤换护垫和内裤。

(6)产后 6~8 周(产褥期)禁止性生活,产褥期过后,经产后检查确定已恢复健康,方可恢复性生活,且需注意避孕。

专家提醒

（1）血性恶露持续 10 日以上，血性恶露量如月经量需及时到医院就诊。

（2）本病需明确原因，针对病因采取相应的治疗措施，若产后血性恶露淋漓不断 2~3 个月，需做 B 超、β-HCG、诊断性刮宫等，排除滋养细胞疾病。

第六节　产后缺乳

唐女士的宝宝满月了，最近这几日宝宝总是哭闹不止，一喂奶就安静下来，不一会儿又开始哭闹，唐女士因此睡不好，情绪有些焦虑。在家人陪同下，唐女士带宝宝进行满月体检，医生说唐女士奶水不足。

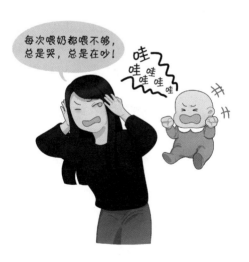

小杏答疑

　　唐女士：医生说我奶水不足，我每日也坚持喝汤，这是怎么回事？

　　小杏：您的情况称为产后缺乳，是指在哺乳期内，产妇乳汁少甚至无乳汁。产后缺乳主要包括两个方面：一是乳汁生成减少，二是乳汁流出的通道被堵塞。

　　哺乳时乳汁从腺泡分泌到乳腺管，再流向乳头的导管开口。当宝宝吮吸时，乳腺就不断地合成、分泌乳汁。宝宝喝多长时间，产妇的乳腺就"工作"多久。如果没有足够的原材料，乳汁就会生成不足。如果乳腺管被堵塞，乳汁就流不出来。于是产妇就会出现乳汁明显减少，甚至没有乳汁流出，影响宝宝喂养，所以我们要积极应对。

　　唐女士：那我为什么会缺乳呢？

　　小杏：引起缺乳的原因比较复杂，主要有以下几个方面。

　　(1)产妇由于生产损伤导致气血不足，不能产生乳汁。

　　(2)情绪影响：产妇情绪抑郁，或者精神紧张。

　　(3)过度劳累：产妇休息不足，操劳过度，引起气血虚弱。

　　(4)产妇营养不足，导致体内蛋白质、脂肪等缺乏。

　　(5)对哺乳缺乏正确认识，哺乳次数相对较少，婴儿吸吮刺激少。

　　(6)环境影响及各种疾病的困扰，影响产后女性垂体的功能，从而抑制催乳素的分泌，导致乳汁稀少。

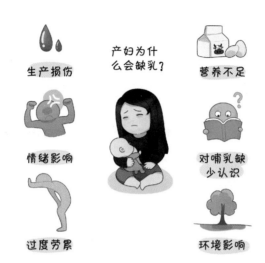

唐女士：怎样才能使乳汁充足呢？

小杏：早开奶、多吸吮，有效吸吮是确保乳汁充足的关键，宝宝出生后应尽早开奶，每2~3小时吸吮1次，必要时可以借助吸奶器增加吸奶次数。

 小杏支招

妙招一：按摩疗法

【操作方法】

（1）乳房按摩：①环形按摩。双手置于乳房的上、下方，环形按摩整个乳房。②螺旋形按摩。一手托住乳房，另一手示指和中指以螺旋形向乳头方向按摩。③指压式按摩。双手张开置于乳房两侧，由乳房向乳头挤压。每次25~30分钟，每日1~2次。

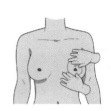

环形按摩

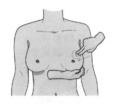

螺旋形按摩

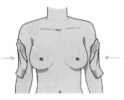

指压式按摩

（2）穴位按摩：取少泽、膻中、乳根穴，气血不足者加足三里穴，情绪不舒者加内关、太冲穴，每个穴位顺时针按揉 3 分钟，每日 1~2 次，手法先由轻到重，由浅到深，再由重到轻，由深到浅，出现酸胀感为度。

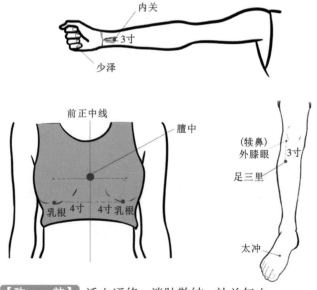

【功　效】活血通络，消肿散结，补益气血。

【注意事项】 ①操作前应修剪指甲，防止损伤皮肤；②用力要均匀、柔和，禁用暴力。

妙招二：五行音乐疗法

【操作方法】 五行音乐可以缓解精神紧张，对于情绪不稳定的产妇，每日不定时地聆听柔和、舒缓的音乐，如五行角调音乐《春之声圆舞曲》《蓝色多瑙河》《江南丝竹乐》《胡笳十八拍》等。

 小杏食谱

1. 黄芪通草鸡

【原　　料】 炙黄芪 40 克，通草 9 克，母鸡 1 只。

【制　　作】 将母鸡宰杀后去毛及内脏等，洗净，切成块，与炙黄芪、通草共入锅中，隔水蒸 3 小时，加入调料调味即可。

【用　　法】 佐餐食用。

【功　　效】 补血，益气，通乳。

2. 通草猪肝汤

【原　　料】 猪肝 500 克，金针菜 50 克，通草 30 克。

【制　　作】 将三者洗净，共入锅中，加适量水煲汤。

【用　　法】 喝汤吃肉，佐餐食用。

【功　　效】 疏肝，解郁，通乳。

3. 猪蹄黄豆汤

【原　　料】 猪蹄 2 个，黄豆 50 克。

【制　　作】 将猪蹄洗净，与黄豆共入锅内，加适量水，小火炖至猪蹄熟烂。

【用　　法】喝汤吃肉，佐餐食用。

【功　　效】补血，益气，通乳。

 小杏叮嘱

小杏：日常生活中还应注意以下几点。

(1)产后母婴同室，尽早开始喂奶。

(2)掌握正确的喂奶方法，详见第四章第一节"产褥期保健康复"。

(3)加强乳房的护理，喂奶前后清洗乳房，防止乳头破皮、皲裂或流血。

(4)饮食宜清淡，富含营养，适当增加优质蛋白和新鲜蔬菜水果的摄入，多喝汤水。

(5)产妇保持充足的睡眠，建议与宝宝同步休息，有利于促进泌乳。

(6)产妇要保持心情舒畅，亲属尤其是丈夫，要多关心、陪伴妻子。

 专家提醒

(1)孕期及产后要加强情志管理，保持积极乐观的情绪，及时排忧解惑，避免情绪抑郁。适当的锻炼可促进全身气血运行，保持经络舒畅，有利于产乳。

(2)注意乳房护理，每日进行乳房的自我检查和按摩，及时排空乳汁，避免乳腺管堵塞。如自觉有明显肿胀、疼痛、发热等症状时，应及时就医。

(3)乳汁分泌过少，不能满足宝宝的营养需求，可辅助添加奶粉。

第七节　产后漏尿

　　今年 28 岁的小涵，有一个 1 岁的孩子，生完孩子后她经常在打喷嚏、咳嗽时漏尿，小涵感觉很苦恼，去医院做了尿液检查及妇科检查，排除了妇科疾病。

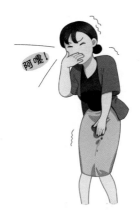

 　小杏答疑

　　小涵：医生说我不是妇科疾病，您看我这是怎么了？

　　小杏：您这种产后漏尿，其实就是压力性尿失禁，是指您在咳嗽、大笑或打喷嚏时，腹部压力增加，膀胱里面的尿液不受控制地流出来，是盆底功能障碍性疾病的早期症状。

　　小涵：这是什么原因呢？

　　小杏：正常盆底肌肉组织具有维持子宫、直肠、膀胱、尿道等器官在正常位置，协助尿道括约肌控制排尿等作用。产妇由于盆底肌肉、筋膜和韧带损伤而功能减退，尿道括约肌功能下降而无法控制小便，腹部压力增加就会出现不自主的漏尿现象。

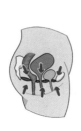
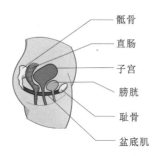

骶骨

直肠

子宫

膀胱

耻骨

盆底肌

小涵：那会越来越严重吗？

小杏：漏尿按严重程度分为轻度漏尿、中度漏尿、重度漏尿。

轻度漏尿：漏尿发生在咳嗽、打喷嚏时，不需要使用尿垫。

中度漏尿：漏尿发生在跑跳、快步行走、上下楼梯等日常活动时，需要使用尿垫。

重度漏尿：改变体位、轻微活动时会发生漏尿。

轻度漏尿
打喷嚏时漏尿，不需要使用尿垫

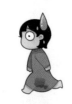

中度漏尿
日常活动时漏尿，需要使用尿垫

重度漏尿
改变体位、轻微活动则漏尿

您目前的症状，属于轻度漏尿。如果不治疗，随着年龄的增长，症状会逐渐加重。长期漏尿会引起严重的泌尿系统疾病，如膀胱炎、阴道炎、性功能障碍等；漏尿的症状让患者难以启齿，对社交活动、体育锻炼等造成严重影响，极大地降低了患者的生活质量。

 小杏支招

妙招一：凯格尔运动

凯格尔运动是一套加强耻骨、尾骨肌锻炼以增强盆底肌支撑力，预防盆底功能障碍的练习方法，对防治产后漏尿有较好疗效。

【操作方法】收缩臀部的肌肉，向上提肛，紧闭尿道、阴道及肛门，保持 5~10 秒，再放松，连续做 15~30 分钟，感受盆底肌的下降和伸展。每日训练 2~3 次。

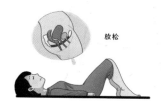
放松

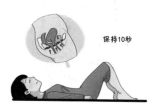
保持10秒

【功　　效】提高盆底肌肌力。

【注意事项】

（1）在做此项运动前，要排空膀胱。

（2）此运动需要长期坚持，循序渐进，时间和强度慢慢增加，根据自己的身体情况进行练习，避免训练过量。

妙招二：穴位按摩

【操作方法】 睡前按摩百会、关元、中极等穴位。每个穴位顺时针按揉 3 分钟，每日 1 次 。

【功　效】 益肾调经，通利小便，升阳补气。适用于漏尿者。

妙招三：艾灸疗法

【操作方法】 选取百会、关元、中极、足三里等穴位，将艾条的一端点燃，对准腧穴，距离皮肤 2 ~ 3 厘米进行熏灸，以局部有温热感而无灼痛为宜，一般每个穴位灸 10 ~ 15 分钟，每日 1 次。

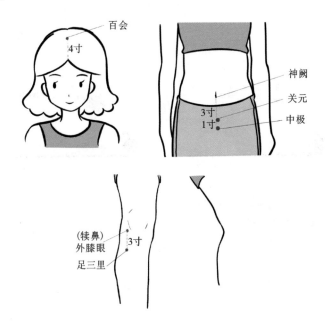

【功　效】补肾调经，通利小便。适用于漏尿、小便不通、尿频尿急等患者。

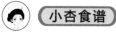 **小杏食谱**

1.白果炖猪尿脬

【原　料】白果仁 5 枚，猪尿脬 250 克，料酒、精盐、胡椒粉、葱段、姜片各适量。

【制　作】将猪尿脬处置干净、切片，同白果仁及上述配料放入锅中，加水煮至猪尿脬片熟时即可。

【用　法】空腹食用。每日或隔日 1 次，连服 3~5 次。

【功　效】补肾缩尿。适用于漏尿、尿频者。

2.糯米猪尿脬炖猪肚

【原　料】猪尿脬、猪肚各 1 个，糯米 50 克，黄酒、生姜、茴香、食盐各适量。

【制　作】将猪尿脬、猪肚处置干净，放入锅中，煮沸，略汆后捞出备用；用清水将糯米浸泡半日，捞出装入猪尿脬内，再将猪尿脬装入猪肚内；猪肚放入砂锅中，加入清水、黄酒、生姜、茴香，炖至将熟时，用不锈钢针在猪肚上刺若干小孔，加食盐，小火炖至熟烂。

【用　法】佐餐食用，每日或隔日 1 次，连服 3~5 次。

【功　效】补虚损，止遗尿。适用于产后虚损、漏尿、尿频等患者。

 小杏叮嘱

小杏：平时您还应该注意以下几点。

（1）养成规律大小便的习惯，切忌憋便，多吃营养丰富、易消化、富含膳食纤维素的食物，如水果、蔬菜等，多喝水，防止便秘。

（2）注意臀部和会阴部皮肤的清洁卫生，定时清洗，勤换护垫和内裤，保持干爽滋润，必要时使用皮肤保护软膏。

（3）合理休息，不要过度负重，避免劳累。

（4）避免长时间站立、下蹲、憋气等增加腹部压力的行为；注意保暖，避免感冒引起咳嗽而增加腹部压力。

（5）保持乐观、积极、稳定的心态。

 专家提醒

（1）产后漏尿并不少见，主要是产后导致盆底肌肉群受损，从而引起尿道闭合压力不足，一般发生在产后1周左右，应及时就医。

（2）产后漏尿可通过凯格尔运动帮助复原，经过反复的运动训练来复原及加强盆底肌肉的功能，多在3个月内恢复，若无改善，应到医院进一步检查及治疗。

第八节　产后尿潴留

30岁的张女士，顺产一胎儿，回家后解小便不通畅，下腹部胀得不舒服，老是要上厕所，每次只能解一点点小便。

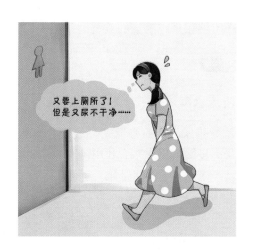

又要上厕所了！
但是又尿不干净……

 小杏答疑

张女士：您好，我这几日小便解不出，下腹部好胀，请您帮我看看吧。

小杏：您这是典型的产后尿潴留症状。尿潴留分急性尿潴留和慢性尿潴留，急性尿潴留主要表现为无法排尿、尿急、尿痛等；慢性尿潴留主要表现为尿频、排尿困难、尿不尽等。您的情况属于慢性尿潴留。

张女士：我在医院刚生完孩子时也发生了尿潴留，好痛苦的。为什么生完孩子后老是发生尿潴留呢？

小杏：尿潴留的诱因有很多，比如，生产时产程过长，膀胱受胎儿压迫时间过久，导致黏膜充血性水肿及膀胱肌麻痹；生产后，腹壁肌肉松弛，腹压下降，导致无力排尿；或者因剖宫产术后伤口疼痛，顺产会阴切口疼痛，产妇害怕排尿等导致产后尿不出。

张女士：尿潴留对我的身体有什么危害吗？

小杏：短时间的尿潴留，处理及时一般不会引起其他问题，但是长期反复的尿潴留不仅会影响子宫收缩，导致阴道出血量增多，还是造成产后泌尿系统感染的重要因素之一。

 小杏支招

妙招一：听流水声

听流水声诱导排尿。产妇心情完全放松，坐在马桶上，打开水龙头，让水龙头慢慢流出水来，利用流水声引起的条件反射解除排尿抑制，以产生尿意，促使排尿。

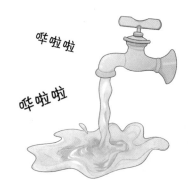

妙招二：穴位按摩

【操作方法】

第一步：按摩关元、中极等穴位，每个穴位顺时针按揉 3 分钟。

第二步：用一只手的大、小鱼际肌置于下腹部，两手重叠，顺时针按揉下腹部，每次按摩 10~15 分钟。手法先由轻到重，由浅到深，再由重到轻，由深到浅。动作轻柔，力度不可过大。

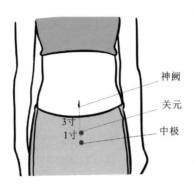

神阙
关元
中极
3寸
1寸

【功　　效】健脾补肾，通利小便。

妙招三：艾灸疗法

【操作方法】将点燃的艾条悬于神阙、关元、中极、气海等穴位上进行熏灸，与皮肤保持 2~3 厘米的距离，每个穴位灸 10~15 分钟，每日 1 次。产妇也可以购买家用的艾灸盒，更为方便、安全。

妙招四：中药包热敷

【操作方法】将莱菔子 30 克、王不留行 30 克、生姜 20 克、葱白 15 克研粉，装入布袋中，加入食盐少许。微波炉加热后置于患者腹部热敷，温度保持在 45~50℃，每次 30 分钟左右，每日 1 次。

 小杏食谱

1. 参芪冬瓜汤

【原　　料】党参 15 克，黄芪 20 克，冬瓜片 60 克，味精、盐各适量。

【制　　作】将党参、黄芪放入砂锅中，加水煮 20 分钟，去渣，趁热加入冬瓜片，继续煮至冬瓜片能食为度，加适量味精、盐即成。

【用　　法】佐餐食用。

【功　　效】健脾益气，升阳利水。适用于水肿、尿潴留患者。

2.葵菜羹

【原　　料】葵菜叶 100 克，食盐、湿淀粉各适量。

【制　　作】将葵菜叶摘洗干净，切细，放入锅中，加清水、食盐，煮熟，湿淀粉勾芡，汤汁稠浓即成。

【用　　法】佐餐食用。

【功　　效】通利小便。适用于小便不通者。

小杏叮嘱

小杏：平时您还应该注意以下几点。

(1)饮食宜清淡、易消化，忌辛辣刺激食物，忌烟酒，多喝水，增加尿量。

(2)保持情绪平和、稳定，消除产妇害怕疼痛的心理，可以听音乐或转移注意力来减轻伤口疼痛，必要时遵医嘱使用止痛药。鼓励产妇坐起排尿，可用温开水冲洗外阴及尿道口周围诱导排尿。

(3)尽早下床活动，自然分娩的产妇 6~12 小时内即可起床轻微活动，剖宫产后 24 小时即可下床活动，刺激膀胱排尿。注意活动量以不疲劳为度。

(4)尽量在环境隐秘、安静的地方解小便。

(5)保持会阴部清洁，每日清洗会阴部，勤换护垫和内裤。

专家提醒

（1）尿潴留如果持续存在，膀胱过于膨胀可致破裂，或肌肉失去张力而难以恢复，膀胱积尿过久，易滋生细菌致产后尿路感染，严重影响产妇生活。

（2）通过听流水声、放置热水袋、按摩等方法，仍然不能解出小便者，应立即就医，必要时进行导尿治疗。

第九节　产后抑郁

10 日前，孙女士剖宫产顺利产出一对双胞胎，全家都非常高兴，然而这几日，亲属发现孙女士情绪有些异常，经常一个人发呆，郁郁寡欢，甚至默默流泪，做事无精打采，也不愿意照顾宝宝，食欲不振。

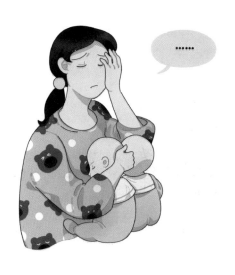

小杏答疑

孙女士：护士，生完宝宝我一点都不开心，反而很郁闷，您看我这是怎么了？

小杏：您生完宝宝后，是不是一直情绪低落，总感觉无精打采，容易困倦，常常流泪和哭泣？

孙女士：嗯，是的。

小杏：您这是产后抑郁表现。50%～80%的产妇会有不同程度的产后抑郁情绪，常在宝宝出生后的6周内发生。部分妈妈可以在3～6个月内自行恢复，15%～30%的产妇的抑郁状态可持续1～2年甚至更长。

孙女士：我为什么会患这个病呢？

小杏：产后抑郁症的病因目前尚未明确，可能与以下因素综合作用有关：

（1）身体因素：包括产妇分娩后激素水平的改变、生产时的损伤等。

（2）精神因素：担心无法照顾宝宝、睡眠不足引起精神紧张等。

（3）遗传因素：有精神疾病家族史的产妇，抑郁症发病率高。

（4）社会心理因素：如产妇适应能力、家庭支持情况、经济状况等。

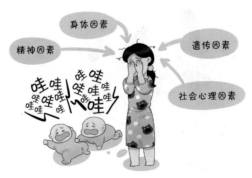

孙女士：那这个病严重吗？

小杏：产后抑郁是产妇分娩后最常见的精神障碍，不仅危害产妇自身的健康，还会影响配偶及其他家庭成员的心理状况，更重要的是由于妈妈不能给宝宝足够关注与照顾，会影响宝宝正常发育。因此，我们需要尽早识别产后抑郁，早期进行心理疏导干预。

 小杏支招

妙招一：五行音乐疗法

【操作方法】每日不定时地聆听柔和、舒缓的五行音乐，如角调音乐《欢乐颂》《假日海滩》《女人花》《一粒下土万担收》《江河水》等，徵调音乐《喜洋洋》《步步高》《摇篮曲》《平沙落雁》《茉莉花》《天鹅》等。五行音乐疗法是调节情绪，改善抑郁状态的有效方法之一。

妙招二：中药泡脚

【操作方法】取艾叶50克，合欢花30克，夜交藤30克，生姜3片，大枣2枚（掰开），放入水中，熬煮40分钟，睡前泡脚25~30分钟。中药泡脚可以促进全身气血运行，改善睡眠，进而调节情绪。

【注意事项】泡脚时要注意水温在38~40℃为宜，糖尿病患者只要水温略高于体温即可，以免烫伤皮肤。足部皮肤有伤口者，不建议泡脚，待伤口愈合后再泡脚。

妙招三：运动指导

【操作方法】鼓励产妇进行八段锦功法、太极拳等传统保健运动，可以修养身心，调节情绪。

八段锦功法

太极拳

【注意事项】运动时穿宽松、舒适的衣服和运动鞋；每次运动时间为 30 分钟左右，每日 2 次；注意循序渐进，逐渐增加运动量和运动时间，不可操之过急。

妙招四：穴位按摩

【操作方法】选取太冲、行间、曲泉、期门、肝俞等穴位，每个穴位按揉 3 分钟，以出现酸胀或者胀痛为度。手法先由轻到重，由浅到深，再由重到轻，由深到浅。

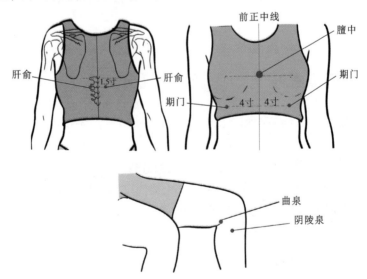

【功　　效】疏肝理气。

 小杏食谱

1.柴胡二皮蜜饮

【原　　料】柴胡 10 克，青皮 6 克，陈皮 12 克，蜂蜜 30 克。

【制　　作】将柴胡、青皮、陈皮用冷水浸泡 2~3 小时，入锅，熬煮 30 分钟，去渣取汁，调入蜂蜜。

【用　　法】早晚分服。

【功　　效】疏肝解郁。适用于肝气郁结者。

2.莲藕陈皮肉丝汤

【原　　料】莲藕 200 克，陈皮 15 克，瘦肉 100 克，食盐适量。

【制　　作】将莲藕切块，陈皮、瘦肉切丝，加入水及食盐，煮汤。

【用　　法】佐餐食用。

【功　　效】疏肝和胃。适用于肝气郁结、食欲差、情绪不畅者。

 小杏叮嘱

小杏：除此之外，您还需要注意以下几点。

（1）自我调节：留出时间让自己放松，可以找一些适合自己的放松模式，比如泡热水澡、按摩、聚会、品茶等，还可以学习婴儿按摩等课程，加强产妇和宝宝的情感交流。

（2）适当锻炼：每日可散步，练八段锦功法或太极拳等，运动不宜过量，劳逸结合，以不引起疲劳为度。

（3）健康饮食：食物应营养丰富，易消化，品种多样，忌辛辣刺激、生冷油腻之品，忌烟酒及含咖啡因的饮品。

小杏：另外，产妇的亲属需要注意以下几点。

（1）居家环境：产妇和宝宝的房间要有充足的阳光，空气流通，温度保持在20~22℃，湿度在50%~60%。

（2）家庭气氛：家人要给予产妇更多关心和理解，尽量多提供支持，帮助产妇减轻育儿的压力，给产妇创造一个良好、和谐的家庭氛围。

（3）丈夫的配合：产后1个月，丈夫最好能陪在产妇身边，并协助护理宝宝，照顾产妇，给产妇以安慰。

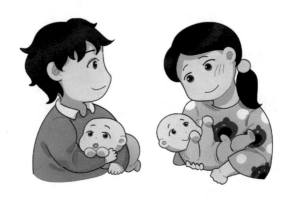

 专家提醒

（1）我国产妇抑郁的发生率为13.1%~16.3%。传统的观念认为产后情绪不稳定时我们无需关注，这是误区。产后抑郁症并不是性格缺陷或弱点，需要积极应对。治疗越早，症状就会越早好转。

（2）轻度抑郁以支持性心理治疗及减轻压力为主，中度、重度抑郁除了健康饮食、坚持锻炼、保证充足的睡眠等措施以外，还需要抗抑郁药物治疗。

（3）对于有抑郁倾向的产妇，亲属要时刻陪伴，调节好家庭中的各种关系，解除患者的心理负担是治疗的关键。

第十节　断乳

小梅的宝宝今年1岁了，考虑到工作比较忙，晚上又休息不好，身体吃不消，想要断掉母乳，但是每次看到宝宝嗷嗷待哺，哭得厉害，又于心不忍，断乳断了几次都没成功，小梅感到心力交瘁。

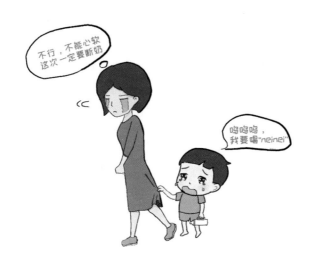

小杏答疑

小梅：护士，您好，我家宝宝1岁了，断了几次奶都没成功，我想问一下，一般选择什么时候断乳最合适呢？

小杏：需要结合孩子的实际情况，以及母亲和家庭的情况，综合个体差异，选择断乳的时间。世界卫生组织以及中国营养协会都建议母乳喂养到2岁及以上，您的宝宝还小，可以继续母乳喂养啊，这对宝宝来说更加健康、安全。所以，如果您能克服困难，我建议您暂时不要断乳。

小梅：我也想继续喂奶，但是工作太忙了，晚上给宝宝喂奶，休息不好，身体吃不消，所以我还是想选择断乳。

小杏：就您的情况来说，宝宝满了1岁，现在进行断乳，一般建议辅食添加成功再断乳，时间上最好选择在春秋季节，这个时候气候凉爽，相对来说，宝宝也不易生病。

小梅：大家都说断乳前要先把宝宝辅食添加好，我家宝宝不怎么爱吃辅食，怎么办？

小杏：宝宝断乳前，必须要适应辅食。辅食添加原则：由少到多，由单一到复杂，由稀到稠，由细到粗。当宝宝适应一种辅食之后，再添加新的辅食，一般一种辅食的适应期为3~5日，妈妈需要注意观察宝宝有无不适的情况，比如过敏、腹泻等，如果有不适，暂停这种食物，等到2~3个月之后再尝试添加。添加辅食的同时，每日母乳次数应逐渐减少，例如每日由7次减少到6次，由6次减少到5次，一步一步地来，直到宝宝完全断掉母乳。

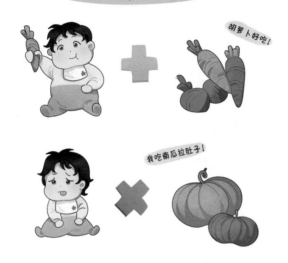

小梅：我妈妈说要我回"娘家"住几日，分开住方便宝宝断乳，这真的对断乳有好处吗？

小杏：妈妈和宝宝没有必要完全分开。断乳期间，最主要的是让宝宝学会怎么接受母乳以外的食物。这时，妈妈在宝宝的身边，可以更耐心地引导宝宝，宝宝的哭闹情绪在妈妈的安抚下更容易平稳下来。所以，在断乳的阶段，宝宝更需要妈妈的怀抱。

 小杏支招

妙招一：中药外敷

【操作方法】将芒硝 500 克捣碎，用纱布包裹，避开乳头敷在胀侧乳房，待纱布湿后取下。

【功　　效】回乳，消肿止痛，软坚散结。

妙招二：包心菜叶冷敷法

【操作方法】取新鲜绿色卷心菜叶，如果菜叶不能贴合乳房，可以将菜叶压软，将菜叶包在乳房上约 20 分钟，每日 2 次。

【功　　效】此法可以缓解乳房肿胀，多次使用能减少乳汁分泌。

妙招三：穴位按摩

【操作方法】选择足临泣、光明、悬钟等穴位，每个穴位按揉 3 分钟，两侧交替进行，每日 1 次，7 日为 1 个疗程。

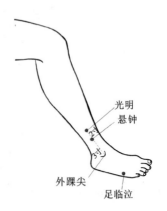

【功　　效】化瘀散结。适用于乳房胀痛者。

【注意事项】①穴位按摩前注意修剪指甲，以防损伤皮肤；②按摩时用力要均匀、柔和、持久，禁用暴力；③冬季注意保暖，以免受凉；④对于各种出血性疾病、月经期、皮肤破损及瘢痕部位等禁止按摩。

小杏食谱

1. 回乳粥

【原　　料】粳米 100 克, 炒麦芽 60 克, 枳壳 6 克, 红糖 50 克。

【制　　作】将枳壳、炒麦芽入锅, 加清水 1000 ~ 1500 毫升, 煎煮, 去渣, 加入粳米 100 克煮粥, 待粥熟时加入红糖搅拌融化即可。

【用　　法】早餐温服, 每日 1 次, 连食 5 ~ 7 日。

【功　　效】退奶。

2. 麦芽煎

【原　　料】炒麦芽 60 克, 清水 500 毫升。

【制　　作】用炒麦芽煎汤, 30 ~ 50 分钟后过滤去渣留汤。

【用　　法】代茶饮, 连喝 3 ~ 5 日。

【功　　效】退奶。

3. 花椒红糖汤

【原　　料】花椒 6 ~ 15 克, 红糖 30 克。

【制　　作】将花椒洗净, 加水 400 ~ 500 毫升, 煎至 250 毫升左右, 加入红糖。

【用　　法】趁热服, 每日 1 次, 连服 3 日。

【功　　效】退奶。

 小杏叮嘱

小杏: 断乳时您还应该注意以下几点。

（1）断乳期间，如果出现乳胀，可以挤出部分乳汁，但不能完全排空。

（2）饮食以清淡为主，忌食花生、鲫鱼、猪蹄等促进乳汁分泌的食物。

（3）断乳期间应避免刺激乳头，尽量避免宝宝再次吸吮。

（4）保持乳房清洁，每日用温水擦拭，及时更换一次性溢乳垫，防止奶水浸湿衣服。

（5）可用冰袋冷敷乳房以减轻乳胀和减少乳汁分泌，保持心情舒畅也有助于缓解乳胀。

（6）佩戴棉质透气、大小合适的胸罩，防止乳房下垂。

 专家提醒

（1）回乳期间，出现轻度乳胀是正常现象，如果乳胀严重，出现局部红肿，甚至伴有发热等症状，一定要及时就诊。

（2）尽量避免使用激素类药品，容易引起乳房回缩。

（3）可口服维生素 B_6，前 2 日每次 200 毫克，第 3 日每次 100 毫克，每日 3 次，共服 3 日。

（4）注意乳房护理，若溢出血性液体，乳房有块，应警惕乳腺癌。

附录

腧穴，就是人们常说的"穴位"。腧通"输"，有转输、输注的含义；"穴"即孔隙，或凹陷、空窍。所以，腧穴的本义是指人体脏腑经络之气转输或输注于体表孔隙等的特殊部位，是针灸治疗疾病的刺激点与反应点。

参考文献

［1］安力彬，陆虹. 妇产科护理学［M］. 6版，北京：人民卫生出版社，2017.

［2］万红. 妇科常见病防治全书［M］. 北京：中国医药科技出版社，2017.

［3］张淑萍. 妇科病自我防治［M］. 北京：化学工业出版社，2016.

［4］管玉香，段金霞. 中药足浴联合穴位按摩对早期糖尿病足的干预与护理研究进展［J］. 全科护理，2017，15(21)：2585-2587.

［5］刘炎. 中华古今食疗荟萃［M］. 北京：中国协和医科大学出版社，1998.

［6］谢梦洲，朱天民. 中医药膳学［M］. 北京：中国中医药出版社，2016.

［7］彭铭泉. 中华药膳纲目［M］. 北京：华文出版社，2010.

［8］杨慧霞. 妊娠合并糖尿病实用手册［M］. 北京：人民卫生出版社，2012.

［9］吴小绸. 邓老八段锦联合五行音乐对于妊娠期糖尿病的疗效研究［D］. 广州：广州中医药大学，2018.

［10］章孟星，周英凤，钟婕，等. 妊娠期糖尿病临床护理实践指南的整合研究［J］. 中华护理杂志，2019，54(1)：104-113.

［11］中华医学会妇产科学分会产科学组，围产医学分会妊娠合并糖尿病协作组. 妊娠合并糖尿病诊治指南(2014)［J］. 糖尿病天地(临床)，2014，8(11)：489-498.

［12］郑修霞. 妇产科护理学［M］. 5版，北京：人民卫生出版社，2012.

［13］徐桂华，张先庚. 中医临床护理学［M］. 北京：人民卫生出版社，2014.

［14］孙秋华，李建美. 中医护理学［M］. 北京：中国中医药出版社，2007.

［15］翁维健.中医饮食营养学［M］.上海：上海科学技术出版社，1992.

［16］吴翠珍，张先庚.营养与食疗学［M］.2版，北京：中国中医药出版社，2012.

［17］夏梦.助孕：当你想怀孕的时候你要做什么［M］.天津：天津科学技术出版社，2019.

［18］杜惠兰.中西医结合妇产科学［M］.2版，北京：中国中医药出版社，2012.

［19］汉竹.怀孕40周胎儿发育全程指导［M］.江苏：江苏科学技术出版社，2016.

［20］谢幸，孔北华，段涛.妇产科学［M］.9版，北京：人民卫生出版社，2018.

［21］胡利民，张月娟，蒋谷芬.中医护理"三基"培训指导［M］.北京：科学技术文献出版社，2017.

［22］胡献国.太平圣惠方食养疗病智慧方［M］.沈阳：辽宁科学技术出版社，2014.

［23］沈仲圭.新编经验方［M］.北京：人民卫生出版社，2012.

［24］俞小平，黄志杰.中国益寿食谱［M］.北京：科学技术文献出版社，2002.

［25］马宝璋，齐聪.中医妇科学［M］.3版，北京：中国中医药出版社，2012.

［26］张月娟，郑萍，李木清.中医护理分册［M］.长沙：湖南科学技术出版社，2012.

［27］杨朝义.实用妇科病针灸治疗学［M］.北京：中国医药科技出版社，2019.

［28］郑丽娟，李慧，苏敏仪，等.五行音乐联合认知心理辅导对抑郁孕妇晚期先兆流产保胎疗效的影响［J］.中国医药导报，2020，17(6)：103-106.

［29］游川.怀孕分娩新生儿：医生最想告诉您的那些事［M］.北京：科学技术出版社，2018.

［30］苏全新.中国孩子中医养：备孕怎么吃［M］.北京：中国中医药出版社，2019.

［31］江海涛.五皮饮消妊娠水肿［J］.家庭医药（快乐养生），2018

（1）：46-47.

[32] 魏小雪，田丽颖.田丽颖运用保产无忧散治疗子肿的临床经验[J].世界最新医学信息文摘（连续型电子期刊），2018，18（88）：249，251.

[33] 程燕.孕期水肿的家庭护理[J].幸福家庭，2016（11）：67.

[34] 徐新亚.仲景淡渗利湿法治疗妊娠水肿病案举隅[J].实用妇科内分泌杂志（电子版），2016（12）：13.

[35] 冀翠敏.妊娠水肿病文献研究[D].北京：中国中医科学院，2013.

[36] 胜楠，宋伟奇.妊娠高血压子痫前期发病危险因素研究进展[J].世界最新医学信息文摘（连续型电子期刊），2019，19（27）：45，69.

[37] 李红荣，孔德霞.妊娠高血压疾病的临床护理研究进展[J].当代护士（中旬刊），2019，26（9）：3-6.

[38] 张邱岩，杨家乐.中医治疗妊娠心烦的研究进展[J].甘肃医药，2015，34（1）：39-41.

[39] 蒋健.郁证发微（三十九）——郁证妊娠产后病论[J].上海中医药杂志，2018，52（10）：9-16.

[40] 杨影，周美启.浅谈内关穴的临床作用[J].中医药临床杂志，2012，24（7）：614-616.

[41] 程光宇.浅论中医治痫八法[J].中医药信息，2012，29（3）：6-7.

[42] 杨丽英.28例痫症的中医诊疗分析[J].中国继续医学教育，2015，7（9）：237-238.

[43] 黄雷，葛金文，周德生.周德生教授运用经验方治疗痫症验案[J].中国中医药现代远程教育，2019，17（6）：28-30.

[44] 郑金美.秋冬青少年易咳嗽善用食疗康复快[J].青春期健康，2015（23）：59.

[45] 沈海英.艾叶泡脚治咳嗽[J].中国民间疗法，2004，12（9）：65.

[46] 陈日益.食疗治便秘[J].健康生活，2016（11）：42-43.

[47] 曾晶，谈珍瑜，邹芝香.耳穴贴压法治疗妊娠便秘疗效观察[J].中国中医药信息杂志，2012，19（6）：62-63.

[48] 石萍，覃香蓉.食用南瓜蜂蜜糊预防痔疮术后患者便秘的效果观察[J].护理学报，2012，19（6）：65-66.

[49] 储全根，胡志希.中医学概论[M].2版，北京：中国中医药出版

社, 2021.

[50] 赵丽妍.中医穴位按摩联合盆底康复训练预防产后尿失禁随机对照研究[J].临床医药文献电子杂志, 2020, 7(28): 39, 49.

[51] 冯春雨, 孟珊.穴位针灸疗法联合盆底康复治疗仪对高龄产后压力性尿失禁患者盆底功能及预后的影响[J].现代中西医结合杂志, 2020, 29(20): 2230-2233.

[52] 刘样, 胡蓉, 楼天晓, 等.艾灸配合盆底肌训练对产后压力性尿失禁患者生活质量的影响[J].中西医结合心血管病电子杂志, 2020, 8(6): 163-164.

[53] 邹亚波, 魏东艳.中药穴位贴敷疗法联合盆底康复治疗产后压力性尿失禁的临床效果[J].临床合理用药杂志, 2020, 13(6): 113-114, 118.

[54] 姜冬霞.通尿贴穴位贴敷联合热敷在预防分娩镇痛术后尿潴留中的应用观察[J].中外医学研究, 2020, 18(29): 170-172.

[55] 徐凯丽.中医特色护理对肛肠科术后尿潴留发生的影响[J].中医药管理杂志, 2020, 28(19): 79-80.

[56] 易敏, 陈嘉铭, 王花珍.中药包热敷配合针灸对治疗产后尿潴留的功效研究[J].实用妇科内分泌电子杂志, 2020, 7(2): 75-76, 96.

[57] 赵川丽.延续化护理联合五行音乐疗法对早产儿母亲产后抑郁的影响[J].社区医学杂志, 2017, 15(23): 17-19.

[58] 王文娟, 王静波, 齐晓彦, 等.中医五行音乐在剖宫产后产妇情绪管理中的应用[J].中医药管理杂志, 2016, 24(22): 22-25.

[59] 钱莹, 马曼, 陈奇刚, 等.盆底肌功能障碍的康复治疗研究进展[J].按摩与康复医学, 2020, 11(22): 48-50.

[60] 王清玲.盆底康复训练对改善产后盆底肌功能的作用探讨[J].数理医药学杂志, 2020, 33(10): 1570-1572.

[61] 孙璞, 芮广海, 秦梅.早期盆底肌康复治疗对不同分娩方式产妇后盆底康复的影响分析[J].中国现代药物应用, 2020, 14(19): 230-232.

[62] 辛晶.产后康复护理干预对初产妇康复的影响分析[J].中国农村卫生, 2020, 12(16): 72.

[63] 钱帆, 崔娟, 叶婷婷.康复理疗联合盆底肌训练对产后压力性尿失禁患

者的疗效分析[J]. 中国妇幼保健, 2020, 35(19): 3530-3533.

[64] 刘婷. 盆底功能锻炼联合康复治疗仪对产妇产后尿潴留的影响[J]. 医疗装备, 2020, 33(18): 143-144.

[65] 何志毅. 产母抑郁对母乳喂养的影响[J]. 实用妇产科杂志, 2000, 16(5): 250-251.

[66] 黄醒华. 哺乳期妇女的心理卫生与乳汁分泌[J]. 中国实用妇科与产科杂志, 1999, 15(1): 8-10.

[67] 盛伟, 周波, 王晓红. 断乳期婴儿铁营养状况不良的原因分析[J]. 中国公共卫生, 1998, 14(4): 206.

[68] 张和平. 婴儿断乳期食品的研制[J]. 内蒙古农牧学院学报, 1991, 12(2): 38-44.

[69] 江建花. 乳房穴位按摩联合耳穴埋豆治疗产后缺乳护理效果研究[J]. 中外女性健康研究, 2018(11): 161, 178.

[70] 王逸娜, 田丹, 田丽杰. 三穴配合按摩在自然分娩产妇产后缺乳中的应用效果[J]. 中华现代护理杂志, 2015, 21(21): 2560-2561.

[71] 张玉宇. 穴位按摩治疗初产妇肝气郁滞型缺乳的效果观察[J]. 护理学报, 2013, 20(2): 61-64.

[72] 顾晓春. 产后缺乳的中医辨证调护[J]. 中国乡村医药, 2012, 19(9): 37.

[73] 黄丽春. 耳穴治疗学[M]. 2版, 北京: 科学技术文献出版社, 2017.

[74] 谈勇. 中医妇科学[M]. 4版, 北京: 中国中医药出版社, 2016.

图书在版编目(CIP)数据

有中医好"孕"自然来：孕产妇家庭中医护理／蒋谷芬主编. —长沙：中南大学出版社，2022.9

（全民大健康：家庭中医护理攻略／罗尧岳主编）

ISBN 978-7-5487-4930-1

Ⅰ.①有… Ⅱ.①蒋… Ⅲ.①孕妇－中医妇科学－护理学②产妇－中医妇科学－护理学 Ⅳ.①R248.3

中国版本图书馆 CIP 数据核字(2022)第 095034 号

有中医好"孕"自然来——孕产妇家庭中医护理
YOU ZHONGYI HAO"YUN" ZIRAN LAI——YUNCHANFU JIATING ZHONGYI HULI

蒋谷芬　主编

□出 版 人　吴湘华
□策划编辑　汪宜晔　陈海波　王雁芳
□责任编辑　王雁芳
□责任印制　唐　曦
□出版发行　中南大学出版社
　　　　　　社址：长沙市麓山南路　　　　邮编：410083
　　　　　　发行科电话：0731-88876770　　传真：0731-88710482
□印　　装　湖南鑫成印刷有限公司

□开　　本　880 mm×1230 mm　1/32　□印张 6.25　□字数 163 千字
□互联网+图书　二维码内容　字数 2.6 千字　视频 32 分钟
　　　　　　　　音频 6 分钟　图片 81 张
□版　　次　2022 年 9 月第 1 版　　□印次 2022 年 9 月第 1 次印刷
□书　　号　ISBN 978-7-5487-4930-1
□定　　价　32.00 元

图书出现印装问题，请与经销商调换